腎不全医療における
栄養管理の基礎知識

編集　加藤　明彦／市川　和子
編集協力　臼井　昭子
企画　臨牀透析編集委員会

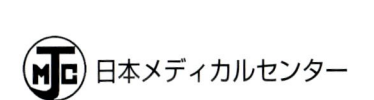

MJC 日本メディカルセンター

編　集：加藤　明彦　浜松医科大学附属病院血液浄化療法部
　　　　市川　和子　川崎医科大学附属病院栄養部
編集協力：臼井　昭子　元 東京女子医科大学栄養部
企　画：臨牀透析編集委員会

● 執筆者一覧 （執筆順）

臼井　昭子	元 東京女子医科大学栄養部	
市川　和子	川崎医科大学附属病院栄養部・管理栄養士	
加藤　明彦	浜松医科大学附属病院血液浄化療法部	
石井　宏明	東海大学医学部付属病院栄養科・管理栄養士	
井上　啓子	至学館大学健康科学部栄養科学科・管理栄養士	
平賀　恵子	新生会第一病院臨床栄養科・管理栄養士	
岩原由美子	信楽園病院栄養科・管理栄養士	
佐藤美代子	信楽園病院栄養科・管理栄養士	
鈴木　正司	信楽園病院内科	
鈴木　和子	慶應義塾大学病院食養管理室・管理栄養士	
金澤　良枝	東京家政学院大学現代生活学部／東京医科大学腎臓内科・管理栄養士	
中尾　俊之	東京医科大学腎臓内科	
山田　康輔	茨城キリスト教大学生活科学部・管理栄養士	
熊谷　裕通	静岡県立大学食品栄養科学部	
伊藤美紀子	徳島大学大学院ヘルスバイオサイエンス研究部分子栄養学分野（現 兵庫県立大学環境人間学部）	
辰巳佐和子	徳島大学大学院ヘルスバイオサイエンス研究部分子栄養学分野	
宮本　賢一	徳島大学大学院ヘルスバイオサイエンス研究部分子栄養学分野	
山田　耕嗣	社会保険横浜中央病院腎・血液浄化療法科	
海津　嘉蔵	社会保険横浜中央病院腎・血液浄化療法科
岡　真知子	湘南鎌倉総合病院腎臓内科
小林　修三	湘南鎌倉総合病院腎臓内科
加藤　陽子	元 仁真会白鷺病院（現 新須磨病院）
奥野　仙二	仁真会白鷺病院
石村　栄治	大阪市立大学大学院医学研究科腎臓病態内科学
松永　智仁	永仁会病院腎センター
松本　芳博	静岡市立静岡病院腎臓内科
佐藤　敏子	自治医科大学附属さいたま医療センター栄養部（現 自治医科大学附属病院臨床栄養部）・管理栄養士
田部井　薫	自治医科大学附属さいたま医療センター腎臓科
長澤　康行	大阪大学大学院医学系研究科老年・腎臓内科学
北島（森山）幸枝	佐藤循環器内科（現 東京医療保健大学医療保健学部）・管理栄養士
杉山（橋本）育子	聖隷三方原病院リハビリテーション科（現 聖隷浜松病院）
藤島　一郎	浜松市リハビリテーション病院
菅野　丈夫	昭和大学藤が丘病院栄養科・管理栄養士
鈴木　文	昭和大学病院栄養科・管理栄養士
吉村吾志夫	昭和大学藤が丘病院腎臓内科
平野　宏	元 ちゅら海クリニック

「臨牀透析」編集委員

黒川　清　　川口　良人　　大平　整爾　　浅野　泰　　佐藤喜一郎　　鈴木　正司　　原田　孝司
秋葉　隆　　伊丹　儀友　　中山　昌明　　加藤　明彦　　小松　康宏　　西　慎一　　宇田　有希
下山　節子　　水附　裕子　　佐藤　久光　　中原　宣子　　臼井　昭子　　市川　和子　　峰島三千男
山下　芳久

名誉編集委員　前田　貞亮

序 文

　日本透析医学会の調査によると，透析に導入される患者は3万人余りに対し，死亡される患者は約2万人と報告され，わが国の透析患者は，年々1万人の増加を続けている．そして，わが国は2009年度末の時点で患者数29万人という世界で第2位の「透析大国」となっている．しかし，透析医療の進歩にもかかわらず透析患者の生存率は改善しておらず，社会的入院を余儀なくされている患者がいるのも現状である．このようななか，果たして透析患者のQOL（quality of life）は改善されてきているのであろうか．薬剤や透析技術の改良は目を見張るものがあるが，それに見合うだけの透析患者の食生活は大きく改善・向上したのであろうか．

　最近では，生活習慣の乱れから起こる糖尿病や高血圧・脂質異常症などを原疾患とする患者が急増しているため，慢性腎臓病（CKD）のキャンペーンが全国的に展開されている．また関連する学会などでも腎不全保存期からの栄養状態が透析患者の生命予後に大きく関与するとの報告もあり，医療スタッフの側には早期からの栄養管理に関わろうという気運も高まりつつある．

　本書はこのような現状を踏まえ，2007年から雑誌『臨牀透析』の連載「腎不全医療における栄養管理の基礎知識」にて掲載された内容を1冊の本に編集したものである．特徴としては，腎不全患者を対象に，栄養管理のツール（スクリーニング→アセスメント→栄養ケアプラン→実施→評価）に準じて各種栄養素について，また検査方法や運動療法などについても解説をした後，多くの項目でテーマにまつわる事例を挿入することにより，より具体的に内容が理解できるように考え作成した．日常の臨床現場で役立てていただけると考えている．

　おわりに，本書の作成にあたっては，元 東京女子医科大学栄養部 臼井昭子先生にご助言をいただき，さらにご指導賜りました「臨牀透析」編集委員の諸先生方に厚く御礼申し上げる次第である．

　2011年5月

加藤　明彦

市川　和子

腎不全医療における 栄養管理の基礎知識

Contents

第1章　栄養学の基礎

❶ エネルギー ……………………………臼井　昭子，市川　和子　11
- エネルギーとは？／11
- エネルギー量の表示単位／12
- 推定エネルギー量の求め方／12
- 基礎代謝量（BM）／12
    間接エネルギー計を用いた実測／13　　予測式／13

　実　例／14

❷ たんぱく質 ……………………………加藤　明彦，市川　和子　17
- たんぱく質とは？／17
- 経口たんぱく摂取量に関するガイドライン／18
    保存期腎不全／18　　維持透析／18
- 経口たんぱく摂取量の推定法／18
    保存期腎不全／18　　維持透析／20

　実　例／21

❸ 脂　質 ……………………………………………石井　宏明　24
- 脂質とは？／24
    単純脂質／24　　脂肪酸／24
- 脂質の役割／26
    エネルギー産生と身体構成成分／26　　脂溶性ビタミンの供給と吸収／26
    その他の役割／26
- 脂肪の消化と吸収／26
- 腎不全の脂質代謝障害／27
- 脂質の目標摂取量／27
    脂肪酸の摂取目標量エネルギー比率／29

　実　例／29

❹ 食塩と水分 ……………………………井上　啓子，平賀　恵子　32
- ナトリウム／32
    目標食塩摂取量／33　　Naからの食塩換算方法／33　　食塩摂取を減らすための方法／33

5

- 水　分／34
    - 水分出納と水分の摂取量／35　　水分摂取を減らすための方法／35
    - ドライウエイトの決め方／35　　心胸比の求め方／36
- 食塩摂取量の求め方／37
- 外食・中食の摂り方／38
  実　例／37

❺ リンとカルシウム　……………岩原由美子，佐藤美代子，鈴木　正司　40
- リンとカルシウムとは？／40
- 腎性骨異栄養症・慢性腎臓病–骨・ミネラル代謝異常（ROD・CKD-MBD）／41
- ガイドラインにおけるリンとカルシウムの管理／41
- 腎不全患者のリンとカルシウム摂取基準／41
- 透析患者のリン摂取量の求め方／42
  実　例／44

❻ ビタミン，微量元素　……………………………………鈴木　和子　46
- ビタミンとは？／46
    - 脂溶性ビタミンの過剰症と欠乏症／46　　水溶性ビタミンの過剰症と欠乏症／49
- 微量元素とは？／51
  実　例／53

❼ カルニチン，ホモシステイン，葉酸，食物繊維，抗酸化物質
　…………………………………………………金澤　良枝，中尾　俊之　56
- カルニチン／56
- ホモシステイン／57
- 葉　酸／58
- 食物繊維／59
- 抗酸化物質／60

第2章　栄養スクリーニング

❶ 栄養スクリーニング法　………………………山田　康輔，熊谷　裕通　63
- 栄養スクリーニングツール／63
    - Subjective Global Assessment（SGA）／63　　Malnutrition-Inflammation Score（MIS）／66　　Geriatric Nutritional Risk Index（GNRI）／68
- 血液透析患者における各種栄養スクリーニングツールの有用性／69

❷ 栄養不良の定義　………………伊藤美紀子，辰巳佐和子，宮本　賢一　71
- たんぱく質・エネルギー栄養障害（PEM）／71
    - カシオコア／72　　マラスムス／73

- たんぱく質・エネルギー栄養障害の指標／74
    - 血清アルブミン／74　　CRP／74　　rapid turnover protein／75
    - ヘモグロビン／75　　リンパ球数／75　　コレステロール／75
    - 尿素窒素／75　　クレアチニン／76
- 透析患者における protein-energy wasting（PEW）／76
- PEW の診断基準／77
- 透析患者の栄養スクリーニング法／78

　実　例／79

❸ 栄養管理プログラム　……………………………山田　耕嗣, 海津　嘉蔵　82

- 栄養管理プログラム（栄養管理の流れ）／82
    - システム／82　　栄養スクリーニング／84　　食事摂取量の判定／85
    - 食事療法の評価／85
- 当院における食事療法の患者指導／85

　実　例／86

第3章　栄養評価

❶ 身体測定法　……………………………………岡　真知子, 小林　修三　89

- 体格指数（BMI）／90
- 標準体重（IBW）／90
- 理想体重比（％ IBW）／90
- 体重減少率／91
- 上腕周囲長（AC）／91
- 上腕三頭筋皮下脂肪厚（TSF）／91
- 上腕筋囲（AMC）／91
- 上腕筋面積（AMA）／91

　実　例／92

❷ 画像検査　……………………加藤　陽子, 奥野　仙二, 石村　栄治　93

- CT 法による評価／93
    - CT 法の原理／93　　CT 法による透析患者の栄養評価／94
- BIA 法による評価／94
    - BIA 法の原理／94　　BIA 法による透析患者の栄養評価／95
- DXA 法による評価／95
    - DXA 法の原理／95　　DXA 法による透析患者の栄養評価／95
    - 栄養障害と生命予後／96

　実　例／98

❸ 生化学検査　………………………………………………松永　智仁　101

- 腎不全疾患における生化学検査の特殊性／101

- 血清アルブミン／102
    保存期腎不全／102　　透析期腎不全患者／102　　血清アルブミン値と死亡リスク／103
- 血清プレアルブミン（トランスサイレチン）／103
    保存期腎不全／104　　透析期腎不全／104
- 血清トランスフェリン／105
    保存期腎不全／105　　透析期腎不全／105　　鉄代謝の影響／105
- 血清クレアチニン／105
- 血中尿素窒素（BUN）／106
    保存期腎不全／106　　透析期腎不全／107
- 血清コレステロール／107

❹ 免疫検査 ……………………………………………加藤　明彦　109
- 透析患者の免疫機能の特徴／109
    通常の免疫機能は低下している／109　　単球は活性化され，炎症反応が惹起されやすい／110
- 栄養評価としての免疫検査／111
    皮膚遅延型過敏テスト（ツベルクリン反応）／111　　免疫グロブリン／補体／111
    末梢血の総白血球数／111　　末梢血の白血球分画／112　　血清CRP／113
    炎症性サイトカイン／114

実　例／113

❺ ADL（運動能力，生活活動）評価 ………………………松本　芳博　116
- ADLとは／117
- ADL障害と腎不全／117
- ADL評価法の種類／118
    バーセル・インデックス（BI）／118　　機能的自立度評価法（FIM）／119
- QOLの身体的要素としてのADL／121
- 腎不全リハビリテーションの提案とそれによるADL回復とQOL向上／122

❻ MIA症候群 ………………………………………佐藤　敏子，田部井　薫　124
- MIA症候群とは／124
- 透析液清浄化とMIA症候群／125
- 栄養障害に対する栄養管理の実際／125
    血清アルブミン値による栄養状態の評価／125　　必要栄養量の検討／126
    栄養管理の実際／127

実　例／127

第4章　栄養補給法

❶ 経腸栄養 ……………………………………市川　和子　**129**
- 経腸栄養剤の分類と適応／129
- 経腸栄養剤の特徴／130
  成分栄養剤，消化態栄養剤の適応／130　　半消化態栄養剤の適応／130
- 病態別経腸栄養剤／131
- 腎不全経腸栄養法の適応と実際／131
- 当院のオリジナルテーラーメイド経腸栄養剤の紹介／136

実　例／133

❷ 静脈栄養 ……………………………………長澤　康行　**137**
- 輸液（末梢・中心静脈：アミノ酸輸液，ブドウ糖輸液，脂肪乳剤）／137
  末梢輸液／137　　中心静脈輸液／138
- 使用の実際／140
  透析患者の急性期の輸液の例／140　　透析時の間欠的な栄養補給
  の例／140　　長期在宅栄養療法の例／142

実　例／142

❸ 経口栄養──補助食・機能性食品（サプリメント・健康食品）
……………………………………北島（森山）幸枝　**145**
- 透析食をおいしく食べるために／146
- 補助食／147
- 機能性食品（健康食品・サプリメント）／149

実　例／149

第5章　治　療

❶ 嚥下リハビリテーション ……………杉山（橋本）育子，藤島　一郎　**153**
- 嚥下障害の原因／153
- スクリーニングと評価／153
  スクリーニングとして手軽にできる検査法／154　　機器を用いた検査／155
- 嚥下障害に対する訓練／157
  問題点がみられた場合，その場でできる対応法／157　　透析患者の
  栄養面で注意するポイント／157

実　例／158

❷ 栄養サポートチーム（NST） …菅野　丈夫，鈴木　文，吉村吾志夫　**160**
- NSTとは／160
- NSTの目的と役割／161

- ●NSTの効果／161
- ●当院におけるNSTの現状／161
  NSTのメンバーと活動内容／161　薬剤師，臨床検査技師とのかかわり／162　職員全体への広報・教育／162

　実　例／163

❸ 運動療法 …………………………………………………平野　宏　167

- ●透析患者の運動能力と体力—運動不足は体力低下の原因になる／167
  透析患者は慢性運動不足／167　透析患者の貧血の改善と運動能力／167
- ●透析患者の筋肉量と筋肉の役割／168
  透析患者の筋肉量は著しく減少している／168　筋肉の役割—筋肉量の減少は種々の障害を起こす／168　筋肉づくりをするためには／168
- ●運動療法の有効性／169
  栄養障害（たんぱく質・エネルギー低栄養）／169　動脈硬化—脂肪代謝を活発にするために／169　骨粗鬆症／170　透析患者の機能性下肢末梢循環障害／170　リン値の体液浄化法の工夫／171

索　引 ……… 174

第1章　栄養学の基礎

●エネルギー　●たんぱく質　●脂　質
●食塩と水分　●リンとカルシウム
●ビタミン, 微量元素　●カルニチン 他

① エネルギー
Energy

▶ **Key words**　推定エネルギー量, 基礎代謝, 安静時エネルギー代謝量

● はじめに

　　腎不全患者では, 摂取エネルギー量が不足すると容易に異化亢進が起こり低栄養に陥る. そのためエネルギーは, 栄養管理を行ううえでもっとも重要な栄養である. そこで, 第1項目のテーマとして「エネルギー」に焦点を当て, 必要エネルギーの設定のあり方について述べる.

● エネルギーとは？

　　生体は, 栄養素を燃焼して得られるエネルギーを用いて生命活動を維持している. 体内でエネルギーを産生する栄養素は炭水化物, 脂質, たんぱく質で, それぞれ1gで4 kcal, 9 kcal, 4 kcalを発生する.

　　燃焼により炭水化物はグルコース, 脂質はグリセロールと脂肪酸, たんぱく質はアミノ酸に分解し, それぞれアセチルCoA（コエンザイムA）を生成する. アセチルCoAは細胞内のミトコンドリアに存在するTCAサイクル（トリカルボン酸回路）を仲だちとしてATP（アデノシン-3-リン酸）が産生され, 高エネルギーリン酸結合物質として筋肉や組織に蓄えられ, ATPが分解するときに, エネルギーが放出され, 脳神経活動, 筋肉活動, 内臓保持や体温の調節などに使用される.

　　食物として摂取するエネルギー量が, 生体が消費するエネルギー量と過不足なくバランスがとれている状態を, エネルギー平衡の状態と言う. この平衡の正の状態が続くと体内に脂肪が過剰に蓄積され肥満となり, 負の平衡が続くと血中のブドウ糖, 次いでグリコーゲン, 体脂肪がエネルギーとして使われ, さらに負の状態が続くと, 活性組織である蛋白質が崩壊してアミノ酸になってエネルギーとして使われ栄養不良となる. 高齢者や合併症をもった長期透析患者では, エネルギー摂取不足となりやすい.

エネルギーの必要量は，個人によって異なる．疾患時の必要エネルギーは概算で，〔標準体重×25〜35 kcal〕で算定することができるが，本来は性，年齢，身長，体重や疾患に由来する病態などを考慮して算出するのが望ましい．

●エネルギー量の表示単位

現在，栄養学ではエネルギー量の表示単位は kcal が使われているが，国際的には kj（kilo joule, キロジュール：1,000 ジュール）や Mj（mega joule, メガジュール：10^6 ジュール）を推奨している．

> 1 kcal＝4,184 kj　　1 kj＝0.239 kcal
> 1,000 kcal＝4.184 Mj　　1 Mj＝239 kcal
> ・1 kcal は，14.5℃の水 1 l を 1℃上昇させる熱量
> ・1 joule は，1 ニュートン（newton；N）の力で物体を 1 m 動かすときに費やされる熱量
> ・1 N は，1 kg の質量をもつ物体に毎秒 1 m の加速度を生じさせる力

●推定エネルギー量の求め方

> 成　人：基礎代謝量×身体活動レベル（表1）
> 小　児：成長に伴う組織の増加を考慮して蓄積量を追加
> 妊　婦：胎児と母胎の組織変化に必要な量を追加
> 授乳婦：泌乳に必要な量を追加
> 疾病者：
> 　a．基礎代謝量×活動係数×ストレス係数*（侵襲・障害係数）（表2）
> 　b．安静時エネルギー代謝量**（resting energy expenditure；REE）×活動係数×ストレス係数
> 　*ストレス係数は，病態が安定している場合 → 1.0
> 　**安静時エネルギー代謝量は，椅子に座って静かにしている状態で消費されるエネルギー量．基礎代謝ほど厳密な条件下で測定しないので基礎代謝率（basal metaboric rate；BMR）に比べ手軽に測定できる．基礎代謝量の約1.2倍とされている．

●基礎代謝量（basal metabolism；BM）

基礎代謝とは，身体的，精神的に安静な状態で代謝される最少のエネルギー代謝量であって，生きていくために必要な最少のエネルギー代謝量である．年齢，性，栄養状態，身体構成成分の組成，ホルモン環境，疾病の有無などさまざまな要因の影響を受ける．

BM の算出には，実測する方法と，各種予測式を用いて推定する方法がある．

表1 身体活動レベル

- 寝たきり……………………………1.0〜1.1
- ベッド上安静………………………1.2
- ベッド以外での活動………………1.3
- 活動レベルⅠ：低い………………1.5 (1.41〜1.6)
  （生活の大部分が座位で静的活動が中心）
- 活動レベルⅡ：ふつう……………1.75 (1.6〜1.9)
  （座位中心の仕事，移動や立位の作業などを含む）
- 活動レベルⅢ：高い………………2.0 (1.9〜2.2)
  （移動や立位の多い仕事，活発な運動習慣をもっている）

〔厚生労働省策定：日本人の食事摂取基準（2005年版）[5]より引用〕

表2 ストレス係数

- 手術
  - 手術後合併症なし……………………1.0
  - 軽度（胆嚢・総胆管切除，乳房切除）……1.2
  - 中等度（胃亜全摘，大腸切除）………1.4
  - 高度（胃全摘，胆管切除）……………1.6
  - 超高度（膵頭十二指腸切除，肝切除，食道切除）……………………………1.8
- 外傷
  - 骨折……………………………………1.35
  - 頭部損傷………………………………1.6
  - 複合外傷（人工呼吸器使用）………1.5〜1.7
  - ステロイド剤使用……………………1.6〜1.7
  - 褥瘡……………………………………1.2〜1.5
- 感染症
  - 軽度（流行性感冒など）……………1.2〜1.5
  - 重症（敗血症など）…………………1.5〜1.8
- 発熱
  - 37℃……………………………………1.2
  - 38℃……………………………………1.4
  - 39℃……………………………………1.6
  - 40℃以上………………………………1.8
- 熱傷（熱傷範囲，深度によって異なる）……1.2〜1.5
- 悪性新生物………………………………1.1〜1.3

〔日本病態栄養学会 編：病態栄養ガイドブック（改訂版），2005，メディカルレビュー社，東京より引用〕

1. 間接エネルギー計を用いた実測

一定期間内に消費された酸素と放出された二酸化炭素のガス交換比より，REEを求める．保存期腎不全患者では，REEは健常人と変わらない[1),2)]が，血液透析患者では増加している[3)]．CAPD患者では不変と報告されている[4)]．

2. 予測式

①『日本人の食事摂取基準』（健常人対象）[5)]

　基礎代謝基準値〔kcal/体重(kg)/day〕×基準体重(kg)

② Harris-Benedict 式（基礎数値は日本人でないことを考慮）

　男性＝66.47＋13.75×体重(kg)＋5×身長(cm)－6.76×年齢
　女性＝655.1＋9.56×体重(kg)＋1.85×身長(cm)－4.68×年齢

間接エネルギー計に比し，健常人では2％，保存期腎不全患者では8％高めに算出される[6),7)]．一方，透析患者では，実測値に比し，10％少なく算出される[8)]．

③ 簡易式

　男性＝14.1×体重(kg)＋620

女性＝10.8×体重（kg）+620

④ 日本腎臓学会 編『慢性腎臓病に対する食事療法基準』[9]

標準体重（kg）×27～39 kcal
標準体重（kg）＝22×〔身長（m）〕^{2}

⑤ NKF K/DOQI ガイドライン[10),11)]（CKD；慢性腎臓病）

ステージ 1～3 CKD：上記の REE 予測式に基づき算出する
（ただし，CKD 患者における REE のデータは少ないため，参考値）

ステージ 4～5 CKD：60 歳未満は 35 kcal/kg/day
60 歳以上は 30～35 kcal/kg/day

⑥ ADA（American Dietetic Association），MNT（Medical nutrition therapy），Guides（非透析患者，American Dietetic Association，2002）

35～45 kcal/kg 理想体重/day

エネルギー摂取量算出の実例

症例　53 歳，男性．糸球体腎炎による腎不全で透析導入 9 年経過
身長 168 cm，ドライウエイト 60 kg，尿量なし
自営業（小売店），活動レベル I（活動係数→1.5）

▶ 体重維持の場合（60 kg）

〔BMI（body mass index）＝60÷(1.68×1.68) ⟶ 21.3〕

【実　測】① 間接エネルギー計による測定（安静時エネルギー代謝量 1,380 kcal）

1,380 kcal×活動係数 1.5×ストレス係数 1.0 ⟶ 2,070 kcal

【予測式】② 日本人の食事摂取基準　基礎代謝量より

男性 50～69 歳　1,380 kcal
1,380 kcal×活動係数 1.5×ストレス係数 1.0 ⟶ 2,070 kcal

③ Harris-Benedict の式より算出

66.47＋13.75×60 kg＋5×168 cm－6.76×53 ⟶ 1,373 kcal
1,373×活動係数 1.5×ストレス係数 1.0 ⟶ 2,060 kcal

④ 簡易式

14.1×60 kg＋620＝1,466 kcal
1,466×活動係数 1.5×ストレス係数 1.0 ⟶ 2,199 kcal

⑤ 日本腎臓学会　腎疾患の食事療法ガイドライン

標準体重＝1.68 cm×1.68 cm×22 ⟶ 62 kg
62×27～39 ⟶ 1,674～2,418 kcal

以上，いくつかの算定結果から本症例では，1日の摂取エネルギー量を 2,000 kcal 程度に設定し経過を観察する．

▶ 体重が 51 kg と痩せている場合（体重増加）

〔BMI＝51÷(1.68×1.68) ⟶ 18.1〕

この症例のように痩せて低体重の場合は，標準体重（62 kg）を基準とした摂取量（2,100 kcal）を指示し，食事の摂取量低下要因を把握し改善をはかる．体重減少がみられるときのおもな要因としては，経口摂取量の不足があり，

① 食事内容により食べられない
② 内服薬の副作用
③ うつ病，精神活動の低下，孤独感などの精神的な問題
④ 虫歯，逆流性食道炎などの合併
⑤ 透析不足

などが考えられる．

そのほか，心血管疾患や糖尿病の合併，炎症の存在，代謝性アシドーシス，透析膜の生体適合性，透析中のアミノ酸喪失，身体活動性の低下なども原因になりうるため，個々の症例に応じた対策が必要である．経口摂取が不足する場合には，透析中にブドウ糖・アミノ酸の経静脈的栄養補給が行われる．炭水化物や脂質を献立に上手に取り入れ，エネルギーの補給に努める．場合によっては，治療用特殊食品の利用をすすめる．

▶ 体重が 75 kg と肥満している場合（体重減量）

〔BMI＝75÷(1.68×1.68) ⟶ 26.6〕

まず体脂肪を測定し，個人に見合った減量目標を設定する．体調を崩さずに安全に減量するペースを月 1〜2 kg とし，当初の目標は 70 kg に設定するのが望ましい．

人体の脂肪組織 1 kg には約 7,200 kcal のエネルギーが蓄積されているので，月に 2 kg の体脂肪を燃焼するには 1 日当り約 500 kcal のエネルギーの不足状態にすればよいという計算になる．

● おわりに

適切なエネルギー摂取は，生命維持の根源であり，その過不足は顕著に体重に表れてくる．日常の栄養状態のモニタリングとしては，体重の変化に着目して経過観察を行い，栄養指導に役立てていただきたい．

文　献

1) Monteon, F. J., Laidlaw, S. A., Shaib, J. K., et al.：Energy expenditure in patients with chronic renal failure. Kidney Int. 1986；30：741-747

2) Schneeweiss, B., Graninger, W., Stockenhuber, F., et al.：Energy metabolism in acute and chronic renal failure. Am. J. Clin. Nutr. 1990；52：596-601

3) Ikizler, T. A., Wingard, R. L., Sun, M., et al.: Increased energy expenditure in hemodialysis patients. J. Am. Soc. Nephrol. 1996 ; 7 : 2646-2653
4) Harty, J., Conway, L., Keegan, M., et al.: Energy metabolism during CAPD : a controlled study. Adv. Perit. Dial. 1995 ; 11 : 229-233
5) 厚生労働省策定：日本人の食事摂取基準（2010年版）．2010, 第一出版, 東京
6) Passey, C., Bunker, V., Jackson, A., et al.: Energy balance in predialysis patients on a low-protein diet. J. Ren. Nutr. 2003 ; 13 : 120-125
7) Avesani, C. M., Draibe, S. A., Kamimura, M. A., et al.: Decreased resting energy expenditure in non-dialysed chronic kidney disease patients. Nephrol. Dial. Transplant. 2004 ; 19 : 3091-3097
8) Neyra, R., Chen, K. Y., Sun, M., et al.: Increased resting energy expenditure in patients with end-stage renal disease. J. Parenter. Enteral. Nutr. 2003 ; 27 : 36-42
9) 日本腎臓学会 編：慢性腎臓病に対する食事療法基準2007年版．日腎会誌 2007 ; 49 : 871-878
10) National Kidney Foundation : K/DOQI clinical practice guidelines for nutrition in chronic renal failure. Am. J. Kidney Dis. 2000 ; 35 (6 Suppl. 2) : S1-S140
11) National Kidney Foundation : K/DOQI clinical practice guidelines for chronic kidney disease : evaluation, classification, and stratification. Am. J. Kidney Dis. 2002 ; 39 (2 Suppl. 1) : S1-S266

（臼井　昭子／市川　和子）

〔初出：臨牀透析　vol. 23　no. 1　2007〕

第1章　栄養学の基礎

❷ たんぱく質
Protein

▶Key words　たんぱく摂取量，蛋白異化率，ガイドライン

● **はじめに**

　　三大栄養素のうち，炭水化物と脂肪は炭素と水素から構成されており，最終的には水と二酸化炭素に代謝されて肺，腎臓，皮膚から排泄される．一方，たんぱく質に含まれる窒素は，最終的には窒素代謝物として，唯一，腎臓から排泄される．したがって，腎不全医療ではたんぱく摂取量の管理が重要となる．

● **たんぱく質とは？**

　　たんぱく質は，L-アミノ酸が多重連結してできた高分子化合物であり，生体の重要な構成成分の一つである．たんぱく質は生体内で合成と分解を繰り返しており，体重の増減がないかぎり，平衡状態にある．たんぱく質の生体における機能は多種多様であり，栄養の貯蔵・輸送に関与するのみならず，酵素，生体内の情報伝達物質，生体構造の形成，筋肉の構成，抗体などの機能を果たしている．

　　たんぱく質の栄養価としての価値は，食品に含まれる必須アミノ酸の比率で優劣が決まり，化学的に構成するアミノ酸の比率より算出したアミノ酸スコアなどに用いて評価する．慢性腎不全では蛋白異化が亢進しやすく，たんぱく制限も必要なため，できるだけ生物価が高く，アミノ酸スコアの良いたんぱく質の摂取が必要である．

　　また，たんぱく（蛋白）の表記については，日本医学会の医学用語辞典（英和）改訂3版では，「タンパク」とカタカナ表記としているが，本章では経口に摂取される「たんぱく質」についてひらがなを，体内の物質を表す「蛋白異化」「蛋白尿」などについては漢字を用いる表記とした．

17

●経口たんぱく摂取量に関するガイドライン

1. 保存期腎不全

透析前の保存期腎不全（慢性腎臓病ステージ3〜5）における低たんぱく食の是非については，今まで多くの議論がされている．海外のガイドラインでは，今までエビデンスレベルが高い報告がないため，たんぱく制限を行う際には十分なエネルギー補給（≧35 kcal/kg・標準体重/day）をするよう推奨している．また，アシドーシスが補正されるまで，低たんぱく食は開始すべきでないと記載されている．1日のエネルギーの15〜20％はたんぱく摂取で確保し，生物価が50％以上あるたんぱく質を選択することも勧められている．**表1**に日本腎臓学会の「慢性腎臓病に対する食事療法基準2007年版」[1)]を紹介する．

2. 維持透析

透析前の慢性腎不全と同様，血液透析およびCAPD患者の経口たんぱく摂取量に関するガイドラインが，欧米より提言されている（**表2**）．

●経口たんぱく摂取量の推定法

1. 保存期腎不全

尿素はアミノ酸が分解された際に作られるおもな最終産物であるため，尿素の出現率とたんぱく摂取量はよく関連する．一般に，食事たんぱく中の窒素含有物と体内の蛋白崩壊によって作られる窒素由来産物は，尿素窒素（urea nitrogen；

表1 慢性腎臓病（CKD）ステージに応じた推奨たんぱく摂取量

ステージ（病期）	たんぱく質 (g/kg/day)
ステージ1（GFR≧90）	
尿蛋白量 0.5 g/day 未満*	ad lib
尿蛋白量 0.5 g/day 以上	0.8〜1.0
ステージ2（GFR 60〜89）	
尿蛋白量 0.5 g/day 未満*	ad lib
尿蛋白量 0.5 g/day 以上	0.8〜1.0
ステージ3（GFR 30〜59）	
尿蛋白量 0.5 g/day 未満*	0.8〜1.0
尿蛋白量 0.5 g/day 以上	0.6〜0.8
ステージ4（GFR 15〜29）	0.6〜0.8
ステージ5（GFR<15）	0.6〜0.8**
ステージ5D（透析療法中）	血液透析（週3回）1.0〜1.2 腹膜透析 1.1〜1.3

kg：身長 (m)^2×22 として算出した標準体重
GFR：糸球体濾過量（mL/min/1.73 m^2）
ad lib：任意
＊蓄尿ができない場合は，随時尿での尿蛋白/クレアチン比 0.5
＊＊0.5 g/kg/day 以下の超低たんぱく食が透析導入遅延に有効との報告もある．

〔日本腎臓学会 編：慢性腎臓病に対する食事療法基準2007年版．日腎会誌 2007；49：871-878[1)] より引用〕

表2 維持透析における推奨たんぱく摂取量

ガイドライン（発表年）	血液透析患者	CAPD患者
日本腎臓学会「慢性腎臓病に対する食事療法基準2007年版」(2007)[1]	1.0～1.2 g/kg・標準体重kg/day	1.1～1.3 g/kg・標準体重/day
National Kidney Foundation (NKF-K/DOQI) (2000)	1.2 g/kg/day	1.2～1.3 g/kg/day
The Renal Association (RA) (2002)	≥1.0 g/kg/day	>1.2 g/kg/day
Caring for Australians with Renal Impairment (CARI) (2004)	1.2～1.4 g/kg/day	
European Best Practice Guideline (EBPG) (2006)	≥1.0 g/kg/day	記載なし

表3 保存期腎不全における経口窒素摂取量の推定式

- Maroni, Steinman, Mitchの式[2]
  経口窒素摂取量（g/day）＝尿中UN排泄量（g/day）＋0.031×BW（kg）
- Kopple, Gao, Qingの式[3]
  経口窒素摂取量（g/day）＝尿中UN排泄量（g/day）×1.19＋1.27
  たんぱく質に含まれる平均窒素含有量は16％であるため，求められた窒素摂取量を6.25倍し，たんぱく摂取量として推定する．

BW：体重

UN）あるいは尿素を含まない窒素（non-urea nitrogen；NUN）として体外へ排泄される．血清のUNや体重が変化しない安定した状況では，窒素バランスは平衡状態またはゼロのため，尿中へのUN排泄がUNの出現率（urea nitrogen appearance）と同じになる．この仮説に基づき，表3に示すような経口窒素摂取量の推定式が作られている．

Maroniらの検討[2]では，NUNは体重と正相関し，摂取たんぱく量の影響を受けないため，NUNを0.031×BW（kg）として計算している．また，Koppleらの検討[3]では，糞便中の窒素排泄量は食事たんぱくの影響を受けるため，尿中UN排泄量を1.19倍している．一方，NUNは体重に影響されないため，定数として用いている．

その後Masudらは，0.4～1.0 g/kg/dayのたんぱく摂取をしている慢性腎不全患者を対象とし，両推定式の有用性につき検討した[4]．その結果，糞便中の窒素排泄量は経口窒素摂取量とは相関せず，一定であった．一方，NUNは体重×0.031（g/kg/day）とよく相関した．実際の経口窒素摂取量（5.75±0.41 g/day）と比較すると，Maroniらの式では5.61±0.27 g/dayに対し，Koppleらの式では6.04±0.41 g/dayと高めに出ていた．以上よりMasudらは，Maroniらの式が実際の窒素摂取量とよく相関すると報告している．

2. 維持透析

維持透析患者における経口たんぱく摂取量は，標準体重で補正した蛋白異化率（normalized protein catabolic rate；nPCR）またはnPNA（normalized protein equivalent of total nitrogen appearance）より間接的に推定される．しかしPCRまたはPNAを計算する際は，患者が安定した状態で，蛋白異化や同化が起きていないことが必須条件となる．

① 血液透析

尿素が体内に均一分布すると仮定したシングルプールモデルを用い，透析量指標であるKt/Vを求めた後，PCRを算出する[5),6)]（表4）．最近の報告[7)]では，nPCRが0.8未満のみならず，1.4 g/kg/dayを超えた場合にも2年間の死亡率が有意に高いことが報告されており，たんぱくの過剰摂取が生命予後に悪影響を与える可能性も指摘されている．

表4 血液透析患者における蛋白異化率の計算式

- **Kt/Vの計算法**
  1) 標準化透析量
     Kt/V＝－ln（BUN透析終了値/BUN透析開始時）
  2) Daugirdasの二点法[5)]
     Kt/V＝－ln（R－0.008×t）＋（4－3.5 R）×UF/BW
     R：BUN透析後/BUN透析前，t：透析時間（hr），UF：除水量（l），BW：透析後体重（kg）

- **PCRの計算法[6)]**
  1) 週3回の血液透析（週初め）
     PCR＝透析開始前BUN/[36.3＋5.48×Kt/V＋53.5/(Kt/V)]＋0.168
  2) 週2回の血液透析（週初め）
     PCR＝透析開始前BUN/[48.0＋5.14×Kt/V＋79.0/(Kt/V)]＋0.168

- **残存腎機能が保たれて十分な尿量がある場合**
  透析開始時BUNを以下の式で補正する必要がある．
  週3回：透析前BUN×[1＋(0.70＋3.08/(Kt/V))×Kr/V]
  週2回：透析前BUN×[1＋(1.15＋4.05/(Kt/V))×Kr/V]
  Kr：残存腎機能（ml/min），V：総体液量（l）

BUN：血中尿素窒素

表5 CAPD患者における蛋白異化率の計算式

- **Randersonの式[8)]**
  PCR＝10.76×〔尿素窒素産生速度（ml/min）＋1.46〕
- **Modified Borahの式[9)]**
  PCR＝9.35×尿素窒素産生速度＋0.294×尿素分布容積＋蛋白喪失量
- **Teehanの式[10)]**
  PCR＝6.25×〔透析液および尿中への尿素窒素排泄量（g/day）＋0.031×体重（kg）〕

② CAPD

CAPD 患者における nPCR 推定式を**表 5**[8)～10)] に示す．CAPD 患者における PCR は変動する可能性が高く，血液透析ほど確立されてない[11)]．実際のたんぱくやエネルギー摂取量は，総 Kt/V 値より，残存腎機能が保たれているほうが良好との報告もある[12)]．

たんぱく質摂取量算出の実例

▶ 症例 1：腎不全保存期

68 歳，男性．原疾患：慢性糸球体腎炎．身長 168 cm，体重 76 kg．Cr 4.12 mg/dl，蓄尿量 1,500 ml，尿 Cr 70 mg/dl，尿蛋白量 3.2 g/day（ネフローゼ様状態），尿 UN 427 mg/dl，Ccr 14.3 ml/min

以上のデータより摂取たんぱく質量の推定を行う．

① Maroni の式より
  （427 mg×15 dl）/1,000＋0.031×76≒8.77×窒素係数 6.25＝ 54.8 g
② Kopple の式より
  〔（427 mg×15 dl）/1,000〕×1.19＋1.27≒8.89×窒素係数 6.25＝ 55.6 g
③ 食事記録または聞き取り調査による栄養価計算法
  ・日本食品成分表を用いて栄養価計算を行う方法
   【食事内容例】朝食：ご飯 150 g，味噌汁，焼き魚，お浸し
          昼食：うどん 1 玉，かき揚げ天ぷら 2 個
          間食：饅頭 1 個，果実 1 個，コーヒー（砂糖・ミルク入り）
             2 杯
          夕食：カレーライス，サラダなど
  ・実際の栄養価計算を行うと，
   エネルギー：1,873 kcal，たんぱく質：63.2 g，食塩：7.8 g

＜推奨たんぱく摂取量＞
  標準体重の算出：1.68 m×1.68 m×22＝62 kg
  日本腎臓学会による食事ガイドラインより，0.6～0.7 g/kg を選ぶと，
   0.6～0.7 g×62 kg＝37～43 g となり，推奨量は 40 g となる．

▶ 症例 2：維持血液透析期

56 歳，男性．原疾患：慢性糸球体腎炎．透析歴 23 年．身長 164 cm，体重 51.5 kg，無尿，4 時間透析
【透析前値】体重 53.4 kg，Cr 13.2 mg/dl，BUN 71 mg/dl
【透析後値】体重 51.5 kg，Cr 4.76 mg/dl，BUN 22 mg/dl

① 表4よりKt/Vの算出〔1）が簡便法ではあるが，一般には2）Daugirdasの二点法が用いられている〕
　　Kt/V＝1.38
② 表4よりPCRの算出
　　週3回の血液透析（週初め）より
　　　PCR＝71/（36.3＋5.48×1.38＋53.5/1.38）＋0.168＝1.027
　　　たんぱく質摂取量の推定＝1.027×51.5 kg＝ 53 g
③ 食事記録または聞き取り調査による栄養価計算法
　　保存期同様に日本食品成分表を用いて栄養価計算を行う方法では，本症例の場合， 58 g であった．

＜推奨たんぱく摂取量＞
① 標準体重の算出：1.64 m×1.64 m×22＝59 kg
　日本腎臓学会による食事ガイドラインより
　　1.0〜1.2 g×59 kg≒60〜70 g となり，推奨量は 65 g となる．
② 本症例はBMI 19とやや痩せ傾向にあるため，理想体重はBMI 20を当面の目標体重（54 kg）として，
　　1.0〜1.2 g×54 kg≒55〜65 g となり，推奨量は 60 g とする．

▶ 症例3：腹膜透析期
40歳，男性．原疾患：慢性糸球体腎炎，PD歴2年．身長158 cm，体重62.5 kg，尿量780 ml
透析条件：ダイアニール PD4，1.5 %×1.5 l×4回
PD除水量370 ml，よって総除水量1,150 ml
Cr 10.3 mg/dl，BUN 47 mg/dl，排液中UN 48 mg/dl，尿中UN 180 mg/dl

① 表5のRandersonの式より
　　nPCR ＝ 10.76×〔（48×63.7＋180×7.8）/1,440＋1.46〕≒49.0 g
　　　　 ＝ 49.0/62.5＝0.78/kg
　さらに，標準体重で補正すると 0.9 g/kg
② 食事記録または聞き取り調査による栄養価計算法
　　保存期同様に日本食品成分表を用いて栄養価計算を行う方法では，本症例の場合， 54 g であった．

＜推奨たんぱく摂取量＞
　標準体重の算出：1.58×1.58×22＝55 kg
　日本腎臓学会による食事ガイドラインより
　　1.1〜1.3 g×55 kg＝60〜71.5 g となり，推奨量は 65 g とする．
　ただし，喪失たんぱく質量が多い場合には，多めの推奨量を指示する．

おわりに

本稿では，経口たんぱく質量のガイドラインや推定法を中心に概説した．しかし，上述した計算式は，あくまでも窒素平衡が一定であることが前提であり，ストレス下では参考にならない．同様に，透析患者の推算式は1980年代に作られており，ハイパフォーマンス膜中心の現在の透析療法に当てはまらない可能性がある．したがって，たんぱく質摂取量を評価するためには，こうした限界を理解し，食事摂取調査や生化学検査（BUNや血清リン値）を組み合わせた評価が必要である．

文献

1) 日本腎臓学会 編：慢性腎臓病に対する食事療法基準2007年版．日腎会誌 2007；49：871-878
2) Maroni, B. J., Steinman, T. I. and Mitch, W. E.：A method for estimating nitrogen intake of patients with chronic renal failure. Kidney Int. 1985；27：58-65
3) Kopple, J. D., Gao, X. L. and Qing, D. P.：Dietary protein, urea nitrogen appearance and total nitrogen appearance in chronic renal failure and CAPD patients. Kidney Int. 1997；52：486-494
4) Masud, T., Manatunga, A., Cotsonis, G., et al.：The precision of estimating protein intake of patients with chronic renal failure. Kidney Int. 2002；62：1750-1756
5) Daugirdas, J. T.：The post:pre dialysis plasma urea nitrogen ratio to estimate K.t/V and NPCR：validation. Int. J. Artif. Organs 1989；12：420-427
6) Depner, T. A. and Daugirdas, J. T.：Equations for normalized protein catabolic rate based on two-point modeling of hemodialysis urea kinetics. J. Am. Soc. Nephrol. 1996；7：780-785
7) Shinaberger, C. S., Kilpatrick, R. D., Regidor, D. L., et al.：Longitudinal associations between dietary protein intake and survival in hemodialysis patients. Am. J. Kidney Dis. 2006；48：37-49
8) Randerson, D. H., Chapman, G. V. and Farrell, P. C.：Amino acid and dietary status in long-term CAPD patients. Atkins, R. C., Farrell, P. C. and Thomson, N.(eds.)：Peritoneal Dialysis. 1981, 171-191, Churchill-Livingstone, Edinburgh
9) Keshaviah, P. R. and Nolph, K. D.：Protein catabolic rate calculations in CAPD patients. ASAIO Trans. 1991；37：M400-402
10) Teehan, B. P., Schleifer, C. R., Sigler, M. H., et al.：A quantitative approach to the CAPD prescription. Perit. Dial. Bull. 1985；5：152-156
11) Harty, J. C., Boulton, H., Curwell, J., et al.：The normalized protein catabolic rate is a flawed marker of nutrition in CAPD patients. Kidney Int. 1994；45：103-109
12) Wang, A. Y., Sea, M. M., Ip, R., et al.：Independent effects of residual renal function and dialysis adequacy on actual dietary protein, calorie, and other nutrient intake in patients on continuous ambulatory peritoneal dialysis. J. Am. Soc. Nephrol. 2001；12：2450-2457

（加藤　明彦／市川　和子）

〔初出：臨牀透析　vol. 23　no. 2　2007〕

第1章　栄養学の基礎

❸ 脂　質
Lipid

▶Key words　脂肪酸，脂質代謝，脂質異常症

● **はじめに**

　　慢性腎不全時に脂質代謝異常が認められることについては，数多くの報告がみられる．そこで，本稿では臨床の場での腎不全における脂質代謝と代謝異常の特徴を理解するうえにおいて，脂質栄養の基礎について解説する．

● **脂質とは？**

　　脂質（lipid）は一般に水に不溶性で，アルコール，クロロホルムなどの有機溶媒に溶け，多くの場合，脂肪酸を含み，生体内で代謝される物質の総称である．以下に構成成分による脂質の分類を示す．
　　① **単純脂質**…脂肪（中性脂肪）
　　② **複合脂質**…リン脂質，糖脂質，リポプロテイン
　　③ **誘導脂質**…脂肪酸，グリセリン，コレステロール，ステロイド
　　④ **その他**……エイコサノイド，カロチノイド，脂溶性ビタミン類など

　1．単純脂質（脂肪；fat）
　　脂肪酸とアルコール（主としてグリセリン）からのみ構成される．脂肪，蠟（ろう）がこれに属する．天然に存在する脂肪のほとんどはトリアシルグリセロール（中性脂肪；TG）といい，食事で摂取する脂質の大部分はこの脂肪にあたる（図1）．

　2．脂肪酸（fatty acid）
　　脂肪酸は，一般に「R-COOH」と表現され（Rは炭化水素鎖；アルキル基），その末端がカルボキシル基（-COOH）になっている構造で有機酸の一つである．炭素鎖が水素で飽和されている飽和脂肪酸と，炭素鎖に二重結合をもつ不飽和

$$
\begin{array}{ccc}
\text{CH}_2\text{-O-CO-R} & \text{CH}_2\text{OH} & \text{R-COOH} \\
| & | & \\
\text{CH-O-CO-R}' \longrightarrow & \text{CHOH} \quad + & \text{R}'\text{-COOH} \\
| & | & \\
\text{CH}_2\text{-O-CO-R}'' & \text{CH}_2\text{OH} & \text{R}''\text{-COOH}
\end{array}
$$

トリアシルグリセロール（中性脂肪）　グリセロール　　　3個の脂肪酸

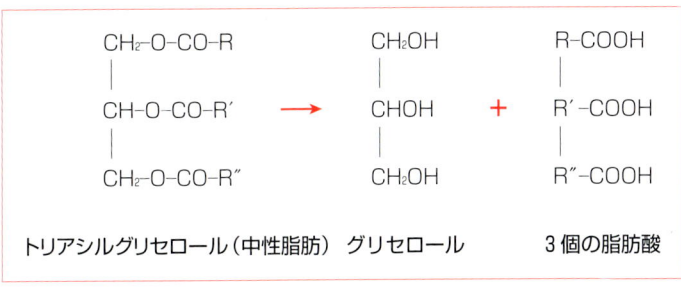

図1 トリアシルグリセロールの構造式

表1 食品に含まれるおもな脂肪酸の種類

脂肪酸の種類	多く含む食品
飽和脂肪酸（S） ・パルミチン酸 ・ステアリン酸	バター, 牛脂, 豚脂
一価不飽和脂肪酸（M） ・オレイン酸	オリーブ油, ひまわり油, なたね油, 牛脂, 豚脂
多価不飽和脂肪酸（P） ・n-6系：リノール酸 ・n-3系：αリノレン酸 ・n-3系　EPA, DHA	サフラワー油, ひまわり油, 綿実油 なたね油, 大豆油 魚油

(S)…saturated fatty acid
(M)…mono unsaturated fatty acid
(P)…poly unsaturated fatty acid

3 脂質

脂肪酸に大別できる．不飽和脂肪酸のなかで二重結合を1個もつものを一価不飽和脂肪酸，2個以上もつものを多価不飽和脂肪酸という．

　飽和脂肪酸の多いものは常温では固体状で，バター，豚脂（ラード），牛脂（ヘット）などに多く含まれる（**表1**）．また，最近わが国でも，その摂取量が問題視されるトランス型脂肪酸は，マーガリンやショートニングなどの加工油脂や，これらを原料として製造される食品のほか，反芻動物の肉や脂肪中に含まれる脂肪酸の一種である（**図2**）．不飽和脂肪酸の多いものは常温でも冷蔵庫内でも液体状で，植物油，魚油などに多く含まれる．多価不飽和脂肪酸は二重結合によってn-6系とn-3系に分けられ，それぞれの生理活性が異なる．また，そのなかで高度不飽和脂肪酸のリノール酸，リノレン酸，アラキドン酸は生体内で合成されず，栄養学的には必須脂肪酸と呼ばれている．

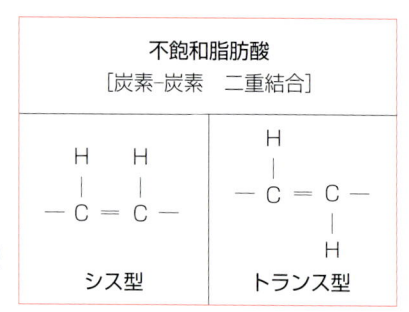

図2 シス型およびトランス型脂肪酸の構造式

●脂質の役割

1. エネルギー産生と身体構成成分

　脂質は，1g 9kcal（38kj/g）と糖質やたんぱく質より重要なエネルギー源である．さらに疎水性のため容積で貯蔵されることにより，大量のエネルギーが貯蔵できる．体内の脂質のうち，TGは貯蔵脂肪として皮下，腹腔，筋肉間結合組織などに蓄積する．リン脂質，糖脂質，コレステロールなどは，細胞膜や脳・神経組織の身体構成成分として重要な役割を果たしている．

　脂質は効率よくエネルギーを産生することから，糖質代謝に欠くことができないビタミンB_1の消費を節約し，インスリンの過剰な分泌を抑制する特性をもつ．また糖質が不足した状況での蛋白異化も防御する．

2. 脂溶性ビタミンの供給と吸収

　脂質は脂溶性ビタミンの供給源となるが，そればかりでなく，脂溶性ビタミンの腸管からの吸収に必要である．なかでも野菜類のカロチンの吸収は一般に悪く，油脂と合わせて調理することによって初めて効率よく吸収されるようになる．

3. その他の役割

　胃で消化されず胃での停滞時間が長いため，満腹感が持続する．また，適度な脂肪は食事をおいしくさせ，食欲増進の一端を担っている．

●脂肪の消化と吸収

　血清脂質を大別すると，TG，リン脂質，コレステロール，遊離脂肪酸がある．脂質は水に不溶性であるため，いずれも血漿内では蛋白質と結合し存在している．TG，リン脂質，コレステロールはアポリポ蛋白質と，遊離脂肪酸はアルブミンと結合している．

　前者のような脂質と蛋白質の複合体をリポ蛋白（lipoprotein）という．リポ蛋白はその比重の違いにより順にカイロミクロン（chylomicron；CM），超低比重リポ蛋白（very low density lipoprotein；VLDL），低比重リポ蛋白（low density

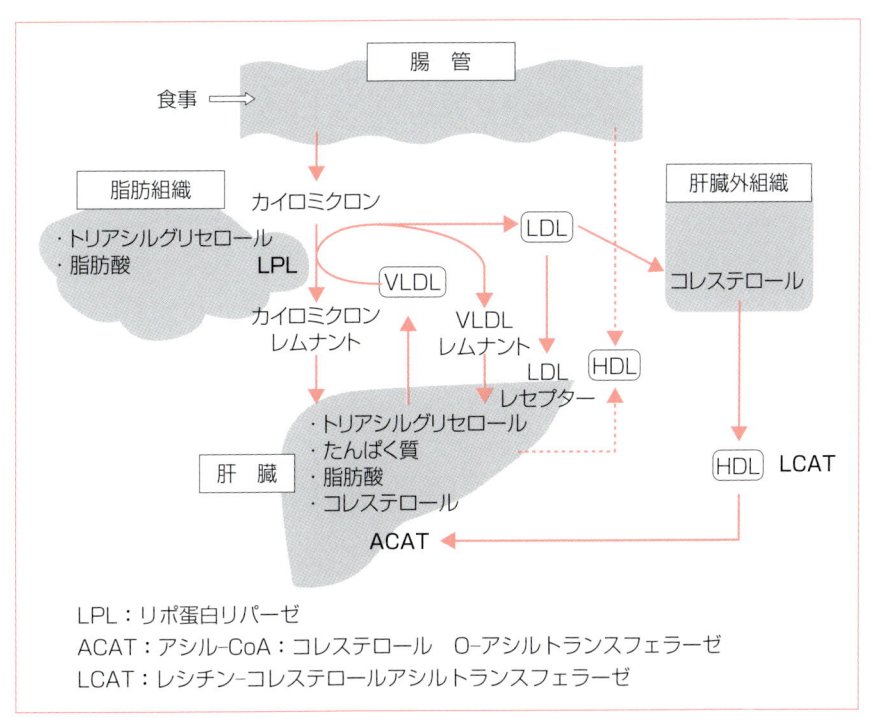

図3 脂質吸収とリポ蛋白代謝

lipoprotein；LDL），および高比重リポ蛋白（high density lipoprotein；HDL）に分類される．CM は吸収した TG やコレステロールを運搬し，VLDL は肝臓からの TG やコレステロールを運搬する．LDL は肝臓から末梢組織へコレステロールを運搬し，HDL は組織のコレステロールを肝臓に運ぶ役割をもっている（**図3**）．

● 腎不全の脂質代謝障害

　透析患者においては，脂質代謝異常の存在が従来から指摘されている．とくに TG の増加，HDL コレステロール（HDL-C）の低下が特徴である．腎不全の TG 増加原因の一つとして TG 分解遅延が考えられており，TG 分解酵素として肝性リパーゼ（HTGL）の低下が認められている[1]．

　リポ蛋白代謝異常は，TG に富むリポ蛋白が増加し，コレステロールに富むリポ蛋白が減少するといわれている[2]．CM には大きな変化はないものの，VLDL および中間比重リポ蛋白（intermediate density lipoprotein；IDL）の著しい増加を示し，LDL や HDL の減少することが特徴である．VLDL の増加は主として肝臓における合成亢進によるが，IDL の増加は HTGL の活性低下に基づく IDL から LDL への転換障害によるとされている[3]（**図4**）．

● 脂質の目標摂取量

　2004 年国民健康・栄養調査報告（厚生労働省）によると，脂肪エネルギー比

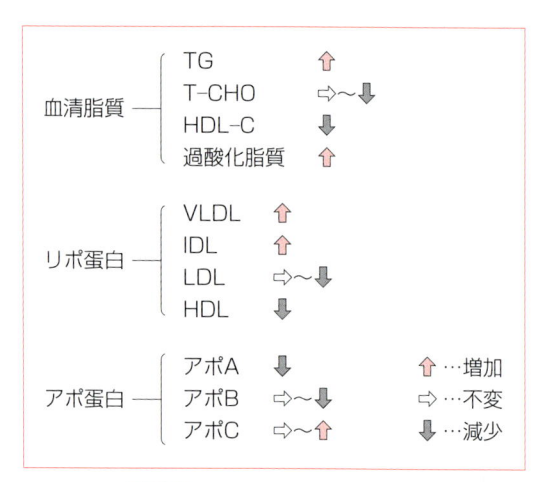

```
                 ┌ TG          ⇧
血清脂質 ─────┤ T-CHO       ⇨～⇩
                 │ HDL-C       ⇩
                 └ 過酸化脂質  ⇧

                 ┌ VLDL        ⇧
リポ蛋白 ────┤ IDL         ⇧
                 │ LDL         ⇨～⇩
                 └ HDL         ⇩

                 ┌ アポA       ⇩           ⇧…増加
アポ蛋白 ────┤ アポB       ⇨～⇩        ⇨…不変
                 └ アポC       ⇨～⇧        ⇩…減少
```

図4 腎不全の脂質代謝障害

表2 脂質における食事摂取基準設定項目

	成人		小児		乳児	
	目標量	目安量	目標量	目安量	目標量	目安量
脂肪エネルギー比率（％エネルギー）	○	—	○	—	—	○
飽和脂肪酸（％エネルギー）	○	—	—	—	—	—
一価不飽和脂肪酸（g/day）	—	—	—	—	—	—
n-6系脂肪酸（g/day, ％エネルギー）	○	○	—	○	—	○
n-3系脂肪酸（g/day）	○	○	—	○	—	○
コレステロール（mg/day）	○	—	—	—	—	—

〔厚生労働省策定：日本人の食事摂取基準（2010年版）．2010, 第一出版, 東京[5]より引用〕

率は全体で25.3％と前年比より増加し，25％を超えている者の割合は成人で男性約4割，女性約5割となっている．高脂肪食は，飽和脂肪酸の摂取量を増加させ冠動脈性心疾患のリスクを高めることが認められている[4]．2010年版食事摂取基準（JD 2010）[5]では，脂質における食事摂取基準設定項目が策定された（表2）．脂質の目標量については，脂肪吸収障害や脂質代謝異常，消化管術後などを除き，脂質の食事摂取基準に沿って算定するとよい．

脂質には，炭水化物やたんぱく質から生合成されるものがあるため，総脂質の算定には炭水化物やたんぱく質の摂取量を考慮に入れた総エネルギー摂取に占める割合，すなわちエネルギー比率（％エネルギー）で示す．

従来は，飽和脂肪酸（S），一価不飽和脂肪酸（M），多価不飽和脂肪酸（P）の比率すなわちS：M：P＝3：4：3が適正な割合とされていた．また，日本人の食生活の現状から動物性：植物性：魚類由来の脂質割合を4：5：1程度とすることが提唱され，n-6系：n-3系＝4：1に近づけるよう心がけることがいわれてい

た[6]．しかし，エビデンスに乏しいため，今回の JD 2010 では具体的に示されていない．そこで，各々の脂肪酸の目標量や目安量をエネルギー比率に換算し，以下に摂取目標量の参考とした．

<u>＜脂肪酸の摂取目標量エネルギー比率＞</u>
　　S ……………… 4.5〜7.0 %
　　M……………… 6 % 前後
　　P　n-6 系 … 10 % 未満
　　　　n-3 系 … 性・年齢別に（g/day）で設定

維持透析患者においても，健常人と同様に脂質からのエネルギー比率は 25 % に近づけることを目安にする．

近年，透析導入の原疾患第 1 位は糖尿病であり，脂質異常症などの合併症や脂質代謝異常を踏まえ，脂質のエネルギー比率を高めることは動脈硬化を予防する観点からも望ましくない．

脂質基準量の実例

症例　69 歳，男性．糖尿病性腎症にて血液透析導入，透析歴 1 年
身長 163 cm，53 kg．glu 335 mg/dl，TG 184 mg/dl，HDL-C 26 mg/dl，T-CHO 154 mg/dl

▶ **脂質摂取目標量**
- 脂質エネルギー比率 20 〜 25 % 未満

▶ **脂肪酸摂取目標量**
- 飽和脂肪酸 S：4.5〜7.0 %
- 一価不飽和脂肪酸 M：設定されていない（過剰摂取には注意すべき）
- 多価不飽和脂肪酸 P：n-6 系；10 % 未満，n-3 系；2.4 g/day 以上

▶ **設定量の計算方法**
- 標準体重　　1.63×1.63×22＝58.5 kg
- 総エネルギー　　58.5×30 kcal＝1,755 ≒ 1,800 kcal
- 脂肪エネルギー　　1,800×0.25＝450 kcal
- 脂　質　　450÷9＝50 g
- 飽和脂肪酸　　(1,800×0.04〜0.07)÷9＝8〜14 g
- 一価不飽和脂肪酸　　設定されていない
- 多価不飽和脂肪酸 n-6 系　　(1,800×0.1)÷9＝20 g 未満
- 多価不飽和脂肪酸 n-3 系　　50〜69 歳　2.4 g/day 以上

▶ **脂質構成の決定**
- 総脂肪量　　50 g

- 飽和脂肪酸　　　　　　8～14 g
- 一価不飽和脂肪酸　　　設定されていない
- 多価不飽和脂肪酸 n-6 系　　20 g 未満
- 多価不飽和脂肪酸 n-3 系　　2.4 g 以上

▶ 透析食の食品構成（表3）

表3　透析食の食品構成（例：1,800 kcal，たんぱく質 60 g，脂質 50 g）

食品群（食品名）	使用量(g)	エネルギー	水分	たんぱく質	脂質	飽和脂肪酸(S)	一価不飽和脂肪酸(M)	多価不飽和脂肪酸(P)
穀類：米飯	450	756	270	11.3	1.4	0.45	0.32	0.45
さつま芋	5	7	3.3	0.1	0	0	0	0
じゃが芋	30	29	22.4	0.6	0.2	0	0	0.01
その他芋	10	10	7.4	0.2	0	0	0	0.01
こんにゃく	5	0	4.9	0	0	0	0	0
砂糖	30	115	0.2	0	0	0	0	0
粉あめ	10	38	1.5	0	0	0	0	0
植物油	25	204	2.5	0.1	22	2.34	8.74	9.36
動物油	5	34	1	0.1	3.6	0.4	1.81	1.12
大豆製品	65	64	53.2	5.3	3.9	0.62	0.73	1.9
その他豆類	5	11	2.2	0.3	0.1	0	0	0
魚介（生）	45	61	33.3	8.5	2.7	0.49	1.26	0.38
魚介（青魚）	10	22	6.4	2.1	1.4	0.34	0.38	0.27
貝：甲殻類	10	8	8	1.8	0.1	0.01	0	0.01
魚：加工生	10	13	7.1	1.4	0.5	0.07	0.09	0.1
魚：加工干	1	3	0.2	0.4	0.1	0	0	0.01
鶏肉	25	37	18.3	4.7	1.8	0.49	0.73	0.25
豚肉	20	42	13.1	3.9	2.7	0.98	1.14	0.28
牛肉	20	42	13.3	3.8	2.7	1.07	1.16	0.1
肉類：加工品	5	10	3.2	0.7	0.6	0.1	0.13	0.03
卵	50	76	38.1	6.2	5.2	1.32	1.86	0.72
低リンミルク	20	92	0.5	3	3.2	1.46	1.17	0.57
緑黄色野菜	80	24	72.4	1.2	0.2	0.01	0.01	0.03
その他野菜	180	41	167.4	1.8	0.2	0.02	0	0.02
果物：缶詰	40	30	32.4	0.2	0	0	0	0
藻類	2	4	5	0.3	0.1	0	0	0
味噌	10	20	4.2	1.1	0.6	0.01	0.01	0.02
合計栄養量		1,793	791.5	59.1	53.3	10.18	19.54	15.64

● おわりに

　　以上，脂質の基礎知識として，種類および代謝，目標摂取量について基本を述べた．今後さらに体内の脂質代謝の探究に伴い，健常者はもちろん腎疾患治療における脂質摂取内容がこまかく規定されることになると考えられる．

文献

1) Mordasini, R., Frey, F., Flury, W., et al.：Selective deficiency of hepatic triglyceride lipase in uremic patient. N. Engl. J. Med. 1977；297：1362-1366
2) 西川 治, 湯川 進, 野本 拓, 他：脂質代謝異常の成因. 臨牀透析 1987；3：51-57
3) Savdie, E., Gibson, J. C., Crawford, G. A., et al.：Impaired plasma triglyceride clearance as a feature of both uremic and post-transplant triglyceridemia. Kidney Int. 1980；18：774-782
4) Kromhort, D., Menotti, A., Bloemberg, B., et al.：Dietary saturated and trans fatty acids and cholesterol and 25-year mortality from coronary heart disease：the Seven Countries Study. Prev. Med. 1995；24：308-315
5) 厚生労働省策定：日本人の食事摂取基準（2010年版）. 2010, 第一出版, 東京
6) 健康・栄養情報研究会 編：第6次改定 日本人の栄養所要量―食事摂取基準. 1999, 第一出版, 東京

（石井　宏明）

〔初出：臨牀透析　vol. 24　no. 11　2008〕

第1章 栄養学の基礎

❹ 食塩と水分
Salt and fluid

▶ **Key words**　ナトリウム，食塩換算方法，水分，適正体重，食塩摂取量の求め方

● はじめに

　腎疾患の栄養管理において食塩管理はもっとも基本となるので，食塩制限の意義と必要性について指導する管理栄養士が十分に理解し，適切に栄養指導ができるようになることが重要となる．この食塩管理をしていくうえでは，体内でのナトリウムの働きを理解することが大切となるので，ナトリウムから述べていく．

● ナトリウム

　ナトリウム（Na）は細胞外液の主要な陽イオンで，循環血漿量や血漿浸透圧の維持に重要な働きをし，健常者では体内の Na 含有量および体液中の濃度は恒常性が保たれている．摂取は大部分が食塩（NaCl）であり，摂取された Na は，小腸で吸収され，尿，便，汗として排泄される．便を通しての排泄は摂取量に依存せず，摂取量が多くても一部であり，Na の 90 % 以上が腎臓を介して排泄される．
　生体では，Na はそのほとんどが細胞外液に分布しており，体内 Na 量と細胞外 Na 量はほぼ同じ[1]と考えられている．また，Na は細胞外液の血漿浸透圧の決定因子であり，血清 Na 濃度の異常は，血漿浸透圧異常となり，細胞内液量，細胞外液量分布の異常を引き起こす．
　透析患者では，摂取した Na は透析により除去される．Na の摂取により血漿浸透圧が上昇すると口渇を生じ，飲水行動につながるため，血清 Na 濃度で食塩摂取量は推測できない．体重増加が多く体液量が明らかに過剰になっている場合では，血清 Na 値は正常であることが多い．これは細胞外液量の増加により血清 Na 値が見かけ上，正常値を示しているだけであり，実際は Na が蓄積された状態を意味している．Na の蓄積量（摂取量）は，体液の増加量と血清 Na 値によって推測していく必要がある．
　Na の過剰摂取は，細胞外液量の増加をきたし，透析間の体重増加，高血圧，

浮腫，うっ血性心不全，肺水腫の原因となる．糖尿病による高血糖や尿素の上昇は，浸透圧を上げ，口渇を刺激することが示されている[2]が，口渇の場合は，最初に食塩摂取の過剰を考える．また，体液量の増加（体重増加）を指導する場合でも，先に食塩の過剰を是正することが大切である．

透析患者の栄養・食事管理においては，適切な食塩摂取がもっとも重要となり，水分やたんぱく摂取量と併せ調整していく．

1. 目標食塩摂取量

日本腎臓学会 編『慢性腎臓病に対する食事療法基準 2007 年版』[3]（以下，ガイドライン）では，維持透析患者の 1 日の食塩摂取量は，6 g 未満としている．

CAPD 患者の食塩摂取量は，ガイドライン[3]では CAPD での除水量（l）×7.5 g＋尿量（l）×5 としている．CAPD での除水液 100 ml 中に 0.75 g の食塩が含まれており，除水量に合わせた摂取量が定められている．しかし，過剰な食塩摂取は，細胞外液量を増やし，除水を困難とすることから，1 日に 8 g 以下としている場合も多い．

また近年，「慢性腎臓病（chronic kidney disease；CKD）」という概念が登場し，原疾患を問わず糸球体濾過率による腎機能により 5 つの病期に分類された．食塩の摂取量については，食塩制限により血圧を低下させることができ，降圧剤の効果を高め，腎機能の低下を遅らせる効果がある[4]ので，CKD ステージ 3 以上では 1 日摂取量は 3 g 以上 6 g 未満にすることが重要である．

2. Na からの食塩換算方法

食品中の Na 量（mg）と食塩量は同じではないので，市販食品では Na 量から食塩量に換算することが必要で，

$$食塩相当量（g）＝Na（mg）×2.54÷1,000$$

で求めることができる．つまり，Na 1,000 mg（1 g）は食塩 2.54 g になる．ここで用いた 2.54 は，NaCl/Na（Na の原子量 23，Cl の原子量 35.5 より 58.5/23）で，これが食塩相当量となる．

一方，輸液や検査データの Na はミリ当量（mEq；mili-equivalent，メック）という単位で表現される．食塩（NaCl）1 g は，17 mEq（1,000/NaCl，1,000/58.5≒17）となるので，輸液の Na（mEq）から食塩を算出するには，17 で割り，食塩（mg）を mEq にする場合は，17 を掛けて用いる．

3. 食塩摂取を減らすための方法

食塩摂取量は，調味料に含まれる食塩量と食品に含まれる食塩量を合わせた量とする．調味料中の食塩量を表1に示す．食塩の少ない調味料を使った料理を組み合わせることで食塩量を減らす．また漬物，佃煮，練り製品，加工食品などを

表1 調味料の食塩量

種類	小さじ1杯の食塩量（g）	食塩1gを含む調味料の量（g）
しょうゆ	0.9	6
みそ	0.7	8
減塩しょうゆ	0.5	12
ソース	0.4	10
ケチャップ	0.2	30
マヨネーズ	0.2	30
ドレッシング	0.1	40

摂りすぎないようにすることも大切である．さらに麺類やみそ汁などの汁物は，スープや汁を飲まないようにし，調理方法は，以下のような工夫を取り入れるとよい．

〈減塩のための調理方法の工夫〉
① 味付けはメリハリをつける．
② 酢の物やサラダ，マヨネーズ和えなど食塩の少ない料理を組み合わせる．
③ 香辛料，香味野菜を利用する．
④ だしを利用する．
⑤ レモンや酢などの酸味を利用する．
⑥ 油を利用する．揚げ物は下味の塩やしょうゆを減らして作る．
⑦ こげ味をつける．
⑧ 煮物は砂糖を少なくし，しょうゆの量を減らして作る．また，煮汁は残さないように煮含める．
⑨ 新鮮な食品を使い，食品自体の味を生かす．
⑩ 卵やジャガイモなど味の付きやすい材料を利用する．

● 水　分

体内に含まれている水分（体液量）は，ほぼ体重に比例し，男性は体重の約60％，女性は体重の約55％とされるが，年齢，体格により個人差がある．とくに脂肪組織は水分含量が少ないため，体脂肪量の多い人ほど体内水分割合は少なくなる．また，総体液量のうち，細胞内にある水分（細胞内液）は，体重の約40％（総体液量の2/3）であり，細胞外に存在する水分（細胞外液）は，体重の約20％（総体液量の1/3）である．このうち細胞外液は，血管内（循環血漿量）に5％，血管外（間質）に15％という分布[5]となる（表2）．

透析患者の場合，摂取した水分は消化管で吸収され血管内に入る．すると血管内の血漿蛋白濃度が低下し，膠質浸透圧が低下する．その結果，水分は血管内から血管外に移行し，間質に蓄えられる．

表2

- 体内に含まれている水分（総体液量）
    - 男性…体重の約 60 %
    - 女性…体重の約 55 %
- 総体液量の分布
    - 細胞内の水分（細胞内液）…体重の約 40 %（総体液量の 2/3）
    - 細胞外の水分（細胞外液）…体重の約 20 %（総体液量の 1/3）
    - （細胞外液…血管内（循環血漿量）5 %，血管外（間質）15 %の分布）

表3　1日の水分出納

体内に入る水分		体外へ排泄される水分	
飲水	（　）ml	尿	（　）ml
食事中の水分	1,100 ml	便	100 ml
代謝水[*1]	300 ml	不感蒸泄[*2]	700 ml
合計	1,400＋飲水（　）ml	合計	800＋尿（　）ml

尿量がない場合は，摂取量から排泄量を引いた 600 ml（1,400－800＝600）と飲水量が体重増加量となる．

[*1] 体内で脂質や糖質が代謝されて，エネルギーとして用いられるときの水分．
[*2] 不感蒸泄（一般的には 700〜900 ml）は体格により異なり，体重 1 kg 当り 15 ml である．小柄な場合は，食事中の水分も少なくしないと体重の増え方が多くなる．

1. 水分出納と水分の摂取量

水分出納は，体内に入る水分として，① 飲水，② 食事中の水分，③ 代謝水があり，一方，体外に排泄される水分は，① 尿，② 便，③ 不感蒸泄に大別される[7]（表3）．透析患者では，皮膚からの不感蒸泄が健常人に比べて少なく，無尿状態である場合は，飲水量がそのまま体重増加となるので，水分の多い食事の摂取と併せ，注意していくことが必要となる．

1日の水分摂取量は，残腎機能（尿量）や体重増加量，透析での除水量によって設定されるが，通常 300〜500 ml/day とする．体重増加の目標は，適正体重の 3〜5 %以内（50 kg の人は中2日で 2.5 kg）とする[6,7]．

2. 水分摂取を減らすための方法

水分管理においては飲水量の調節と同時に料理や食品中の水分量にも注意が必要となるので，食事からの水分の摂り方のポイントを表4に示した．

3. ドライウエイト（dry weight；DW）の決め方

DW とは，透析による除水の目安として用いられる言葉で「適正体重」とも呼ばれる．DW は，① 浮腫がない，② 正常血圧である，③ 胸部X線写真で下記の

表4 食事からの水分摂取を減らすためのポイント

① 麺類，カレー，鍋物
- 麺類は，麺つゆをつけて食べるざるそばやざるうどんなどにする．
- 汁以外の麺や野菜も水分が多い．
- カレーなどの煮込み料理は，おたま1杯程度にし，量を食べすぎないようにする．
- 鍋物は必ず器に取り分けて量を決めてから食べる．

② お粥，雑炊
- 米飯と比べ水分が多いので，毎日・毎食は食べない．
- 体調が悪くお粥しか食べられない場合は，1回の量が多くならない（200gまで）ようにし，飲水量を減らす．

③ 重量のある食品（果物，ダイコン，コンニャク，豆腐など）
- 果物や野菜は約90％が水分であるので食べすぎない．
- カリウム値が低いと，野菜，豆腐，海藻類を食べすぎることもあるので，カリウムの管理だけでなく水分にも注意を向けさせる．
- 野菜は1日270g，果物類は1日100g以内を目安とする．

④ 間　食
- 水分の多いデザートを摂りすぎない．
- プリン1個には約75ml，アイスクリーム1カップには約65ml，ゼリー小1個には約85mlの水分が含まれている．

⑤ 食事時間以外の不規則な水分を減らす
- 氷は1個15〜30mlの水分になるので氷を食べすぎない．
- うがいは1回で6〜10ml程度の水分摂取になる．

⑥ 主食を変えてみる
- 米飯1杯200g中の水分は120mlである．
- 食パン2枚では45ml，もち2個では63mlと米飯に比べて水分含有量が少ないので，パンやもちを利用するとよい．

心胸比が50％以下である（個人差あり），④これ以上除水すると血圧が低下する，⑤ヒト心房性ナトリウム利尿ペプチド（hANP）が40〜60 pg/ml[8]，などの条件により決定される．つまり，透析終了時には余分な体液がすべて除去され細胞外液量が是正されなければならず，このDW（体液量が適切で，浮腫・高血圧・心不全などを示さない基準の体重）を目標として透析による除水を行う．

4．心胸比の求め方（図）

透析患者では，体液循環量を評価することが必要なため定期的に心胸比（cardio-thoracic ratio；CTR）を測定する．心胸比とは，胸部X線写真上で胸郭（a：肺のもっとも広い部分）に対する心臓の大きさ（b+c：心臓の幅）の割合で，正常値は50％未満．

心胸比＝[(b+c)/a]×100（％）

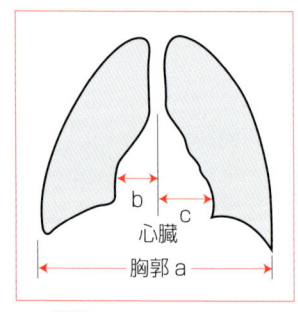

図　心胸比の求め方

の式に当てはめて計算する[7]．

● 食塩摂取量の求め方

定期採血での血清 Na 濃度と体重増加量から，食塩摂取量を概算できる．

【推定式 1】[9]

> Na 摂取量（mEq）＝水曜日透析前［Na］×（DW×0.6＋体重増加）－月曜日透析後［Na］×DW×0.6

で求め，これを 1 日の食塩量にするには，17 で割り，透析時間を考慮し，24 時間当りに換算する．なお，水曜日の透析前［Na］の代わりに月曜日の透析前［Na］を用いても，算出される食塩摂取量の誤差は小さいとされる〔参考 URL[1]〕．

【推定式 2】[10]

> 1 日の食塩摂取量（g）＝透析前［Na］×透析前体重－前回透析後［Na］×前回透析後体重－k× DW ×（透析前［Na］－前回透析後［Na］）}／17／3（day）
> （k＝男性 0.4，女性 0.45）

食塩摂取量の実例

症例　61 歳，女性．糖尿病性腎症にて CAPD 導入，血液透析に移行後 5 年経過．
身長 145 cm，DW 40.8 kg，体重増加量 2.8 kg（中 2 日），尿量なし
透析前 Na 値 137 mEq/l，透析後 Na 値 138 mEq/l，透析前体重 43.6 kg，透析後体重 40.8 kg，透析時間 4 時間

▶ 食塩必要量
① ガイドライン[3] より：6 g/day 未満
② 当院の基準：6 g/day

▶ 食塩摂取量推定式
① Na 摂取量（mEq）：137×（40.8×0.6＋2.8）－138×40.8×0.6＝359.12
　透析間の食塩摂取量（g）：359.12/17＝21.1
　透析間の時間：24 時間×3 日－4 時間＝68 時間
　1 日当りの食塩摂取量（g）：21.1/68 時間×24 時間≒ 7.4 g

② 1 日の食塩摂取量（g）＝{137×43.6－138×40.8－0.45×40.8×（137－138）}／17／3＝{5973.2－5630.4－（－18.36）}／17／3≒ 7.1 g

> ▶ **食事記録からの食塩摂取量** 7.1 g/day
>
> 　**食事記録の聞き取り方法**：食品重量や味覚・調味に関する感覚は個人差が大きく，また聞き取り技術によっても誤差が生じやすい．食事記録法の場合，食品や調味料の計量，記録をできるだけ正確に行ってもらうことが重要．聞き取り時には，フードモデルなどを用い食品量・料理量を確認する．記録が献立名のみの場合や外食を利用している場合は，誤差が大きくなりやすい．食塩の摂取量は味付け・調味料の使い方を具体的に聞き，入院食や施設で提供している食事の味付けなどを目安に，それらと比較し味覚の閾値を確認する．また，市販品，嗜好品など，味付けや食塩量が明確なものを基準とし，そこから味付けの傾向を読み取る．聞き取りを行う栄養士は，一般的な調理，外食，市販惣菜の食塩量に関する知識が必須である．

●外食・中食の摂り方

　一般的に外食や市販惣菜は味付けが濃く，1食で1日の食塩量を超えてしまうものが多い．また，料理によっては水分量の多いものもある．材料，調味料の種類や分量がわかりにくく，地域や店による違いもある．高齢者の場合は，味覚の閾値が高くなっており，外食によってさらに濃い味に慣れてしまわないように注意が必要である．自分で調理ができないために外食が増えている場合は，宅配食を利用するのも一法である．個人別に利用頻度の高い料理の特徴と調節方法を指導するが，一般的注意点を**表5**に示した．

表5 外食・中食の一般的注意点

① 食塩・水分の注意点
　・しょうゆやソースなどは，自分が食べるときにかける，または自分で調節できるメニューを選ぶ．
　・おでんやピザなど，食塩の多い食品を使ったメニューは避ける．
　・なじみの店などでは，あらかじめ薄味に作ってもらう．
　・鍋物，汁物，麺類などのように水分および食塩の多い料理は控える．
② 和食の注意点
　・丼物や汁物などの単品のメニューではなく，定食で野菜の多いものを選ぶ．
　・定食につく漬物や汁物は必ず残す．
③ 洋食の注意点
　・ハムやチーズなど食塩の多い食品を使っている料理は避ける．
　・高脂肪で野菜の少ない料理が多いので，野菜を補い栄養バランスを整える．
④ 中華料理の注意点
　・味付けが濃く，高脂肪のものが多いので，単品ではなく野菜の入った定食ものを選ぶ．
　・定食のスープ，たれ，漬物は原則残す．

●おわりに

腎患者の栄養管理における減塩食は，食塩を減らすことによる降圧効果が期待されるだけでなく，利尿薬や降圧薬などの食塩感受性を高めるうえで有用であること，さらには腎機能の低下抑制効果も報告されているので，CKDのどのステージにおいても十分に行い，水分補給量と併せて管理することが重要となる．

文献

1) 緒方浩顕：ナトリウム代謝異常．中本雅彦，佐中 孜，秋澤忠男 編：透析療法事典．1999，205-206，医学書院，東京
2) 黒川 清：水・電解質と酸塩基平衡．1996，20-25，南江堂，東京
3) 日本腎臓学会 編：慢性腎臓病に対する食事療法基準2007年版．日腎会誌 2007；49：871-878
4) Weir, M. R.: Is it the low-protein diet or simply the salt restriction? Kidney Int. 2007；71：188-190
5) 飯野靖彦：体液分布．一目でわかる輸液．1999，14-17，メディカル・サイエンス・インターナショナル，東京
6) 小川洋史 監，井上啓子 編；わかりやすい透析食．2002，22-23，ライフサイエンス出版，東京
7) 小川洋史，小野正孝 監：透析ハンドブック．2000，p.142，医学書院，東京
8) 石井恵理子，安藤康宏，草野英二，他：血液透析（HD）患者の血中心房性ナトリウム利尿ペプチド（ANP）値によるドライウエイト（DW）の判断基準に関する検討．透析会誌 2004；37：1417-1422
9) 木村玄次郎：ワンポイントノートで学ぶ透析療法の基本．2003，63-83，東京医学社，東京
10) 加藤明彦 監，臼井昭子 編著：透析食ガイドブック．2006，p.72，日本メディカルセンター，東京

参考URL（2011年4月現在）
1) 新里高弘：透析百科
http://202.216.128.227/透析百科/04.17.htm

（井上　啓子／平賀　恵子）

〔初出：臨牀透析　vol.23　no.3　2007〕

第1章 栄養学の基礎

5 リンとカルシウム
Phosphorus and calcium

▶ Key words　透析患者，CaとP，nPCR，腎性骨異栄養症，食事ガイドライン

●はじめに

　リン（P）とカルシウム（Ca）のコントロールは，透析患者の骨量維持にとどまらず，患者の生命予後をも左右する透析治療の重要な問題の一つであり，栄養管理の重要性が再認識されている．本稿では，PとCaについて栄養管理と食生活の面から述べる．

●リンとカルシウムとは？

　通常の1日の食事にはおよそ1,200 mgのPが含まれており，P摂取量が不足することはなく，むしろ摂りすぎの傾向がみられる．Pは，およそ80％がCaと結合して骨や歯に，残りが筋肉や結合組織に存在する．

　また，成人女性のCaの1日推奨量は650 mgとされているが，男女とも摂取量不足の傾向にある栄養素の一つである．Caは，99％が骨や歯に，約1％が細胞外液に分布している．CaはPと，PはCaやマグネシウム（Mg）と，密接に関連している．

　このようにPとCaは，骨の成分だけでなく細胞の構成成分であり，また種々の細胞機能の調節因子としても必須である．生体のCa・P代謝はおもに腸管，腎臓，骨の3器官により構成されている．このCa・P代謝を調節しているおもなホルモンが，副甲状腺ホルモン（PTH）と，活性型ビタミンD（VD）である．PTHは骨吸収を促進し，活性型VDは腸管からのCa吸収を促進する．腎不全では多くの場合，Pの排泄能が低下するため血清P値の上昇と血清Ca値の低下（Ca・P代謝異常）がみられ，患者はVDの活性化障害などによってPTHの分泌過剰をもたらす二次性副甲状腺機能亢進症の状態にある．

表1 各種ガイドラインの管理目標値

	Ca（mg/dl）	P（mg/dl）	Ca×P	PTH（pg/ml）
日本透析医学会ガイドライン（日本，2006年）[3]	8.4〜10.0	3.5〜6.0	—	60〜180
K/DOQI（米国，2003年）[4]	8.4〜9.5（<10.2）	3.5〜5.5	<55	150〜300

● 腎性骨異栄養症・慢性腎臓病－骨・ミネラル代謝異常（ROD・CKD-MBD）

　腎性骨異栄養症（renal osteodystrophy；ROD）は慢性腎臓病（chronic kidney disease；CKD）に合併した骨病変の総称で，骨軟化症や線維性骨炎，骨粗鬆症などが混在している．骨病変はCa・Pの代謝障害，VDの活性化障害，PTHの異常分泌などの4因子のバランスの崩れがおもな原因となる．

　さらに，RODは心血管系の危険因子であり，生命予後の増悪因子であること[1),2)]が明らかにされた結果，最近では骨の異常のみでなく，CKDに伴って生ずる全身の骨ミネラル代謝の異常（血管を中心とする異所性石灰化を含む）という概念が提唱され，CKD-MBD（bone and mineral disorders）と称されている[3]．

　CKD-MBD管理の基本は，厳密なP管理と適切なPTH管理，Ca・P代謝異常の是正などによる異所性石灰化の進展予防，骨病変の予防に集約される．

● ガイドラインにおけるリンとカルシウムの管理

　K/DOQIのガイドライン[4]において，CKD第5病期（糸球体濾過値；GFRが<15 ml/minおよび透析療法期）では，P目標値は3.5〜5.5 mg/dlに，Ca値は8.4〜9.5（<10.2）mg/dlに設定されている．一方，日本透析医学会の「透析患者における二次性副甲状腺機能亢進症治療ガイドライン」[3]では，P目標値は3.5〜6.0 mg/dl，Ca値は8.4〜10.0 mg/dlに定めている（表1）．

　Ca・P代謝異常対策には，食事中のP制限やP吸着薬の内服，活性型VDの内服，低Ca透析液の適正な使用，透析時間を増やす，などがある[5]．

● 腎不全患者のリンとカルシウム摂取基準

　日本腎臓学会編「慢性腎臓病に対する食事療法基準2007年版」[6]（表2）では，CKDステージ3で尿蛋白量0.5 g/day以上，またはCKDステージ4，5では，たんぱく質0.6〜0.8 g/kg標準体重/dayのたんぱく制限であればP摂取の制限をしなくてよい．

　維持血液透析（HD）（週3回）患者では，たんぱく質は1.0〜1.2 g/kg標準体重/dayで，P摂取量はたんぱく質（g）×15以下とされている．CAPD患者では，たんぱく質は1.1〜1.3 g/kg標準体重/dayであり，Pの摂取量は維持HD患者と同様である．

表2 保存期慢性腎不全と維持HD（週3回），CAPDの
たんぱく質，Pの食事摂取基準

(1) 保存期

	たんぱく質*(g/kg※/day)	P(mg/day)
CKDステージ3 　尿蛋白0.5 g/day以上 CKDステージ4 CKDステージ5	0.6～0.8	リン摂取量はたんぱく質摂取量と関係が強いので，たんぱく質摂取量との関連において提示した．

(2) 維持HD，CAPD

	たんぱく質(g/kg※/day)	P(mg/day)
維持HD（週3回）	1.0～1.2	たんぱく質（g）×15以下
CAPD	1.1～1.3	

※：標準体重，＊：アミノ酸価の高い動物性たんぱく質を主体にする

〔日本腎臓学会：日腎会誌　2007；49：871-878[6]より引用〕

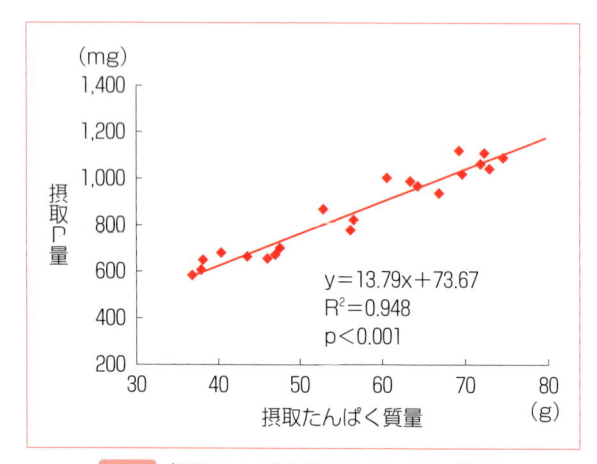

図1 摂取たんぱく質量とリン量の関係

●透析患者のリン摂取量の求め方

　透析患者のP摂取量は，食事調査や聞き取り調査による栄養価計算法で求められるが，高齢患者や視覚障害のある患者では食事内容の記入や計量が難しい場合が多い．そこで，P摂取量とたんぱく質摂取量との間には強い正相関があることから（**図1**），P摂取量（g）は，標準体重で補正した蛋白異化率（normalized protein catabolic rate；nPCR）から，食事たんぱく質を求め，

　　P摂取量（g）＝たんぱく質摂取量（g）×15

により推定できる．
　当院の腎不全の献立（7日間）において，P摂取量は70 gたんぱく質食では

1,038±67 mg/day，60 g 食では 885±67 mg/day，50 g 食では 680±20 mg/day，40 g 食では 644±40 mg/day である．一方，HD による P の除去量は，透析条件によって異なるが，1 回の標準的な HD で除去できる 900〜1,000 mg と便中排泄（400 mg/day）とで，1 日 700〜800 mg である．P の出納から HD 患者は高 P 血症となりやすいことがわかる（図 2）．

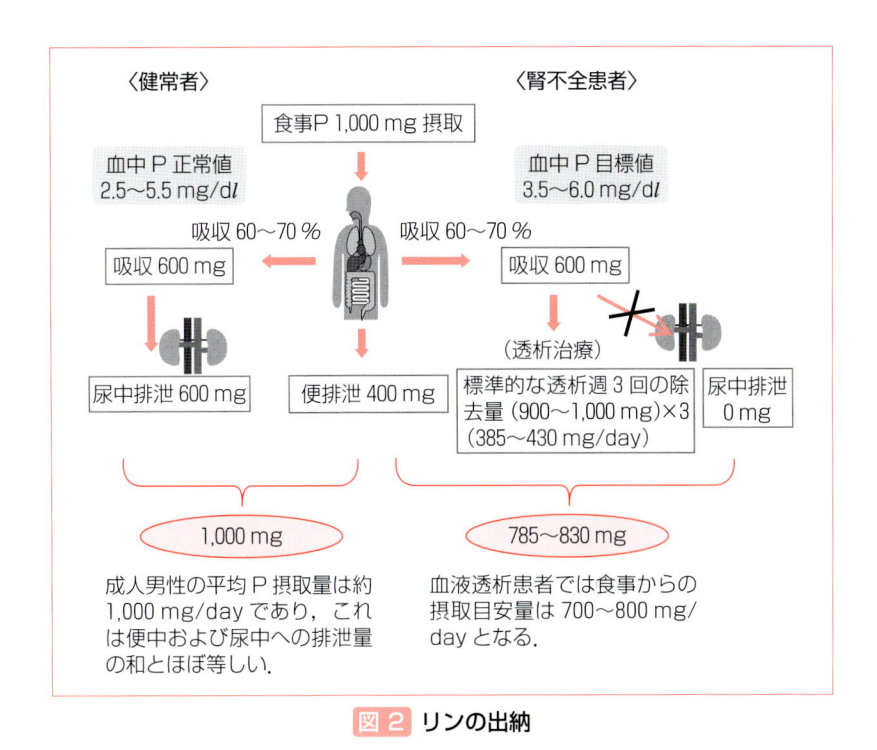

図2 リンの出納

表3 P コントロールのための食事のポイント

① たんぱく質の摂りすぎに注意する．
　・たんぱく質摂取量は 1.0〜1.2 g/kg 標準体重/day を基準にする．HD 前の BUN が 80 mg/dl 以上であれば，たんぱく質の摂りすぎか透析不足かを検討する．
　・たんぱく質摂取量を減らすと摂取エネルギーも不足がちになるため，油や砂糖，でんぷん製品などでエネルギーを補う．
② P 含有量の多い食品を摂りすぎない．とくに乳製品や小魚など P/たんぱく質比の高い食品を多く摂らない．
③ 練り製品などの加工食品やインスタント食品，コーラなどの清涼飲料水にはリン酸化合物が添加されている．添加物の P は食材中の P よりも容易に吸収されるので[7]，できるだけ控える．
④ 調理の工夫により食品中の P は，精白米ではおよそ 25 %，野菜の葉茎類では茹でこぼすと 11 %，水でさらすと 8 % が除去できる[8), 9)]ため，茹でこぼしたり水にさらして用いる．
⑤ P 含有量を調整した低 P ミルクやたんぱく質調整流動食（リーナレン®）などの低リン食品を用いる．

安定期透析例での血清P値は，たんぱく質摂取量と正の相関[5]にあることから，食事管理のみで血清P値を目標値にコントロールすることは難しい場合が少なくない（**表3**）．日本腎臓学会食事ガイドラインの推奨たんぱく質摂取量1.0〜1.2 g/kg/dayを基準にした食事療法を行い，それでも高P血症が改善しない場合はP吸着薬の内服が必要となる．

　P吸着薬として最近は非Ca性の塩酸セベラマーが内服されるようになってきているが，沈降炭酸Caを内服する場合は，1日のCa摂取量が多くなるため，血清Ca値やCa・P積の値を見ながらCaの多い食品の摂りすぎに注意する．透析患者ではCa含有薬物が処方される機会が多く，その場合には食事でのCa摂取量を規定しても無意味となるため，日本腎臓学会食事ガイドラインではCa摂取量については提示していない．

リン摂取量の実例

症例　32歳，男性，IgA腎症によるネフローゼ症候群でHD導入4年経過．週3回透析，透析時間4時間
身長167.7 cm，体重53.0 kg，標準体重61.9 kg，BMI 18.8 kg/m²
P 8.7 mg/dl，Ca 12.1 mg/dl，透析前BUN 80 mg/dl，透析後BUN 25 mg/dl，透析前体重55.0 kg，透析後体重53.0 kg，Kt/V 1.37，nPCR 1.03 g/kg/day
内服薬：沈降炭酸カルシウム（カルタン® 1.5 g，3×），カルシトリオール（ロカルトロール® 0.25 μg×1）

▶ P摂取量
① nPCRからのP摂取量の推定
　推定たんぱく質摂取量：1.03 g/kg/day×53.0 kg＝54.6 g/day
　推定P摂取量：54.6 g×15 mg＝819 mg/day
　症例のP摂取量は 827 mg/day と推定できる．
② 食事記録または聞き取り調査による栄養価計算法からのP摂取量の推定
　【食事内容】朝食：コーヒー牛乳，クリームパン．昼食：手作り弁当（鶏肉から揚げ，卵焼きなど）．夕食：（病院で透析弁当）ご飯，魚の煮付けなど．間食：チーズ味の蒸しパン，チョコレート菓子，スナック菓子．夜食：シチューなど
　栄養計算：たんぱく質 57.9 g，P 883 mg，Ca 412 mg，エネルギー 1,533 kcal

　以上から，症例は高P血症の対策として，食事療法では低P食品の活用や食事と間食内容を見直して（表3），さらに薬物療法ではP吸着薬を沈降炭酸カルシウムに加えて塩酸セベラマーの併用となった．その結果6カ月後にはnPCRは1.04 g/kg/day，ドライウエイトは変化なく，透析前BUN 78 mg/dl，Ca 10.1 mg/dl，Pは指導時8.7 mg/dlが7.6 mg/dlに改善した．

● おわりに

　P制限はたんぱく質やエネルギー摂取不足になりやすく，さらに塩分やカリウム制限などが加わる複雑な透析食は低栄養を招きやすい．患者と家族に対して繰り返しの教育が必要である．一方，外食に頼らざるをえない人も多く，Pのコントロールはいっそう容易ではない．コンビニやスーパーなどの弁当や惣菜，菓子などにP含有量の表示，せめてP添加物の有無が表示されたらと，強く望んでいる一人である．

文　献

1) Moe, S., Drüeke, T., Cunningham, J., et al.：Definition, evaluation, and classification of renal osteodystrophy：a position statement from Kidney Disease：Improving Global Outcomes（KDIGO）. Kidney Int.　2006；69：1945-1953
2) 日本透析医学会統計調査委員会：わが国の慢性透析患者の現況（2001年12月31日現在）．日本透析医学会，2002
3) 日本透析医学会：透析患者における二次性副甲状腺機能亢進症治療ガイドライン．透析会誌　2006；39：1437-1446
4) National Kidney Foundation：K/DOQI clinical practice guidelines for bone metabolism and disease in chronic kidney disease. Am. J. Kidney Dis.　2003；42（Suppl. 3）：S1-S201
5) 信楽園病院腎センター：カルシウム・リン・マグネシウム（ミネラル）代謝．鈴木正司 監：透析療法マニュアル（改訂第7版）．2010, 357-377, 日本メディカルセンター，東京
6) 日本腎臓学会：慢性腎臓病に対する食事療法基準2007年版．日腎会誌　2007；49：871-878
7) Uribarri, J.：Phosphorus additives in food and their effect in dialysis patients. Clin. J. Am. Soc. Nephrol.　2009；4：1290-1292
8) 黒川　清 監，中尾俊之，他編：第7版 腎臓病食品交換表 — 治療食の基準．2003, 138-140, 医歯薬出版，東京
9) Cupisti, A., Comar, F., Benini, O., et al.：Effect of boiling on dietary phosphate and nitrogen intake. J. Ren. Nutr.　2006；16：36-40

（岩原由美子／佐藤美代子／鈴木　正司）

〔初出：臨牀透析　vol. 23　no. 9　2007〕

第1章 栄養学の基礎

❻ ビタミン，微量元素
vitamin, trance element

▶Key words　脂溶性ビタミン，水溶性ビタミン，微量元素，過剰症，欠乏症

● はじめに

　腎疾患患者は，腎臓からの排泄低下に伴う蓄積や，食欲不振による低栄養状態，また，透析による除去などで，ビタミンや微量元素の過不足が生じやすい状況にある．一方，食事においても，カリウムやリン，水分などに制約があるため，野菜や果物，肉類，魚介類などの摂取が十分でない場合も多く，腎不全患者にはビタミンや微量元素の体内異常値が，さらに透析療法により修飾されているのが現実である．

　食品構成に基づいて作成した1日たんぱく質60 g，エネルギー1,800 kcalの献立1カ月分の平均栄養価を**表1**に示した[1,2]．

● ビタミンとは？

　ビタミンとは，微量（mg・μg）で生体機能を正常に維持する栄養上必須の低分子有機化合物で，体内では合成できないか，あるいは合成できても必要量より不足するため，食物として摂取しなければならない栄養素である．その作用は生体における代謝が円滑に行われるよう調節を司っている．

　ビタミンは，水溶性と脂溶性に大別され，現在は13種類があり，そのうち10種類のビタミンの作用，欠乏と過剰について**表2**に示した．表1の「日本人の食事摂取基準（2010年版）」[3]の健康正常人を対象として設定された基準で，種々の病態下にある患者に必ずしも当てはまる数値ではないが，しかしそれ以外に日本人の各種の病態に対応したものもないので，この数値を参考とした[4]．

1. 脂溶性ビタミンの過剰症と欠乏症

　脂溶性ビタミンは，ビタミンA，D，E，Kの4種類が知られている．
　脂肪に溶ける性質を有し，吸収されると，肝臓を中心に貯蔵され，欠乏症を起

表1 透析食（食品構成）と日本人の食事摂取基準（2010年版）微量元素・ビタミンの比較

	透析食の栄養価（月平均）1,800 kcal・たんぱく質 60 gの場合		男性50～69歳（日本人の摂取基準2010年版）			1,800 kcal・たんぱく質 食品構成/day	
			推定平均必要量	推奨量	目安量	食品名	重量(g)
エネルギー	1,802 kcal					米飯	360
水分	895.0 g					食パン	60
たんぱく質	61.5 g					魚類	80
脂質	60.1 g					肉類	60
炭水化物	248.0 g					豆腐	100
ナトリウム	2307 mg					卵	50
カリウム	2033 mg					じゃが芋	30
カルシウム	281 mg				700 mg（目標量600 mg）	野菜類	250
マグネシウム	222 mg		290 mg	350 mg		フルーツ	100
リン	835 mg	＊			1,000 mg（上限3,000 mg）	海藻類（海苔）	2
鉄	5.5 mg		6.0 mg	7.5 mg		きのこ類	20
亜鉛	6.7 mg	＊	10 mg	12 mg		こんにゃく	50
銅	1.01 mg	＊	0.7 mg	0.9 mg		植物油	25
マンガン	2.41 mg	○			4.0 mg（上限11 mg）	バター	10
レチノール当量	630 μg	＊	600 μg	800 μg		砂糖	20
ビタミンD	3.0 μg	△			5.5 μg（上限50 μg）	ジャム類	20
トコフェロール当量	10.462 mg	＊			7.0 mg（上限850 mg）	澱粉類	10
ビタミンK	239 μg	○			75 μg		
ビタミンB_1	0.94 mg	○	1.1 mg	1.3 mg			
ビタミンB_2	0.84 mg	＊	1.2 mg	1.5 mg			
ナイアシン	13.4 mg	＊	12 mg	14 mg			
ビタミンB_6	1.10 mg	△	1.1 mg	1.4 mg			
ビタミンB_{12}	2.4 μg	△	2.0 μg	2.4 μg			
葉酸	268 μg	○	200 μg	240 μg			
パントテン酸	4.24 mg	○			6 mg		
ビタミンC	53 mg	＊	85 mg	100 mg			
飽和脂肪酸	13.50 g	＊					
一価不飽和脂肪酸	22.27 g						
多価不飽和脂肪酸	18.19 g						
コレステロール	310 mg						
食物繊維水溶性	3.0 g						
食物繊維不溶性	10.7 g						
食物繊維総量	14.4 g						
食塩	5.8 g						

○：推定平均必要量，推奨量，目安量を満たしている．△：推定平均必要量のみ満たしている．
＊：推定平均必要量，推奨量，目安量を満たしていない．
〔文献1)～3) より作成．腎不全患者の推奨量は，Massry and Glasscock's Textbook of Nephrology 4th ed., 2001と，Handbook of Nonprescription Drugs, 2004を参照〕

こすことは少ないが，大量投与では過剰症になる場合がある．下痢，閉塞性黄疸，膵疾患などの脂肪吸収障害時には，必要量は増大する．

① ビタミンA（VA）

VAは肝臓に貯蔵され，retinol-binding protein（RBP）と結合し，血液中に分泌され，さらにprealbumin（PA）と結合して，VA-RBP-PA複合体として運ばれる．標的臓器にVAを供給後，RBPは腎臓で再吸収されて異化されるため，腎

表2 ビタミンの働き，欠乏・過剰の症状

ビタミン名	生理作用	欠乏症	過剰症	保存期腎不全・透析患者の場合
ビタミンA	成長促進 上皮・粘膜組織の維持 視覚の機能・生殖機能の調整 ロドプシンの産生	成長停止，夜盲症，眼球乾燥症，生殖機能低下，皮膚の乾燥，抵抗力低下	嘔気，嘔吐 脳圧亢進症状(急性) 皮膚剥離(慢性)・脱毛 肝臓・脾臓肥大(慢性) 高カルシウム血症	RBPの増加と腎による排泄の低下から血中に増加している． VAは透析により除去されないので，過剰症に注意すること．
ビタミンD	Ca・Pの吸収，骨の石灰化促進 血中Ca濃度維持	クル病，骨軟化症，骨粗鬆症	嘔気，食欲不振 高カルシウム血症 石灰沈着，腎障害	ネフロンの減少に伴い，活性VDの血中濃度は著明に減少し，血清Ca低下，PTH分泌亢進，腎性骨異栄養症に進展する． VDは透析では除去されない．
ビタミンE	生体膜の機能維持 抗酸化作用，発育成長促進	神経機能異常 筋萎縮症	起こりにくい	血清値は正常の場合が多い． VEは透析では除去されず，肝での排泄で，腎不全の影響はないため補給は不要．
ビタミンK	血液凝固因子生成 Caの透過性亢進	血液凝固遅延・出血症 骨形成不全	溶血性核黄疸(未熟児)	VKは透析では除去されない． 抗生物質の長期投与以外は，VKの不足は報告されていない．
ビタミンB₁	糖質代謝，神経，消化器，心臓，血管系の機能調整	脚気，多発性神経炎，代謝性アシドーシス，ウェルニッケ脳症	とくにない	透析により除去され喪失するが，B群ビタミンは蛋白に結合している部分が大きく，透析の除去量も多くないので欠乏症はほとんどない．
ビタミンB₂	生体内酸化還元反応 発育促進 粘膜・神経機能保持 脂質代謝	口内炎・口角炎・舌炎 眼の炎症性疾患 脂質代謝障害	とくにない	VB₁同様，血中のVB₂は正常または増加しているので，補給の必要はないといわれている．
ビタミンB₆	脂質・アミノ酸代謝 ヘモグロビン合成	脂漏性皮膚炎 多発性神経炎 小球性低色素性貧血	とくにない	透析患者では欠乏が問題になっているが，食事摂取量の不足や透析での除去にとどまらず，腎不全による代謝異常が影響．
ビタミンB₁₂	赤血球生成，葉酸代謝，脂質・糖質代謝 蛋白質・核酸合成	悪性貧血 知覚異常 精神症状・舌炎	とくにない	VB₁₂は分子量が大きく，血中ではtrans-cobalaminと呼ばれる蛋白と結合しているので，透析で，除去されにくい．
葉酸	ヘモグロビンの生成 核酸・アミノ酸代謝	巨赤芽球性貧血 白血球，血小板の減少 舌炎，口内炎	とくにない	葉酸は蛋白と結合しているものが多く，透析では除去されにくく，透析患者の血中の葉酸は正常を示す．
ビタミンC	コラーゲンの生成 細胞間支持組織形成 鉄吸収促進	壊血病，創傷治癒の遅延	とくにない	VCは分子量が小さいので，透析で除去されやすく欠乏していると考えられてきたが，血漿VCは正常範囲というデータがあるので，食事摂取が十分な場合，補給の必要はない．

(広田才之，他編：栄養学総論．2000，医歯薬出版，東京，日本ビタミン学会編：ビタミンの事典．1995，朝倉書店，東京を参照)

不全患者の血中VAは増加する．また，VAは，もっとも長い半減期をもつビタミンで，いったん過剰症を起こすと，その影響は長期に及ぶので，保存期腎不全や透析患者で排泄低下のある場合，過剰症に注意する．健常人の血清VA濃度は20〜80μg/dlだが，保存期腎不全患者の血清VA濃度は健常人の2〜3倍，さらに透析患者は高値という[5]．総合ビタミン剤の長期の服用やレバーの過食によるVA過剰症も報告されているので，VAの補給は不要で，VA食の多量摂取も控え

るべきである．腎不全患者の場合，脱毛などの皮膚症状や骨代謝異常も過剰症の影響と考えられている．

② ビタミン D（VD）

活性型 VD_3〔$1,25(OH)_2D_3$〕は，腎臓において 1α-水酸化酵素の作用により合成され，その生理作用は，副甲状腺ホルモン（PTH）と共同して腸管からのカルシウム（Ca）吸収促進，骨からの骨塩動員，腎での Ca 再吸収促進によって血中 Ca 濃度の恒常性を維持することである．

腎不全患者は，腎尿細管での活性型 VD 合成低下により，腸管からの Ca 吸収が十分に行われないため，骨病変を発症しやすいので，補充が必要となる．ただし，VD の過剰摂取は高 Ca 血症を生じるので，Ca 値をみながら補給する．

③ ビタミン E（VE）

VE の生理作用は抗酸化作用で，VC などと共同して生体膜のリン脂質の過酸化反応を防ぎ，膜の構造と機能を正常に保つことにある．

VE は透析でも除去されず，また，排泄も肝臓を介するため，保存期腎不全や透析患者においても，VE の欠乏症は通常の食事からは生じず，また過剰症も報告がない．VE の補給は無用であるが，VE の抗酸化作用としての利点から，癌の一次予防における効果に期待して VE 投与が行われている．

④ ビタミン K（VK）

天然には植物起源の K_1 と，微生物起源の K_2 があり，VK は腸内細菌からも合成されるので一般的には欠乏症は起こりにくい．保存期腎不全や透析患者においても，VK の不足はまれであるが，抗生物質を長期に用いるときは，腸内細菌叢が破壊されるので，VK の補給が必要になる．また，腎不全患者では，心血管系合併症が多く，治療としてワルファリンカリウムを服用しているが，VK を多く含有する食品は，ワルファリンカリウムの作用を阻害するので，この薬を服用している場合，VK の多い食品の摂取量に注意が必要である．

2. 水溶性ビタミンの過剰症と欠乏症

水溶性ビタミンは，B 群ビタミン（B_1，B_2，ナイアシン，パントテン酸，ビオチン，葉酸，B_6，B_{12}）とビタミン C の 9 種類で，B 群ビタミンは，代謝に関する酵素の補酵素としての働きがある．

水に溶ける性質を有しており，過剰に摂取または投与しても尿中に排泄されるので体内の蓄積は少なく，欠乏症を起こすことはあっても，過剰症（中毒症）を起こすことはまれであるが，保存期腎不全患者で乏尿の場合には，注意が必要である．

水溶性ビタミンの半減期は短く，数時間〜1 週間以内であり，1 週間以上食事摂取量が少ないと，水溶性ビタミンは欠乏症をきたしやすいので，欠乏症の発生に留意する必要がある．

① ビタミン B_1（VB_1）

VB_1 は赤血球中に血漿の 5 倍の濃度で存在し，B 群ビタミンは蛋白に結合して

いるため，透析での除去量は少ない．また，除去された分は組織から補給されるので，透析患者においてもVB$_1$の欠乏症状は，ほとんどないとの報告がある[6]．糖質に偏った食事は，VB$_1$の必要量を増大させるので，欠乏症に至らなくても潜在性のVB$_1$欠乏をもたらす危険がある．

② ビタミンB$_2$（VB$_2$）

VB$_2$は，大部分が補酵素としてフラビン酵素蛋白と結合している．透析患者の血中VB$_2$は，正常または増加傾向で，補給の必要はないが，VB$_2$は，透析で除去されるため，咽頭痛，口内炎，舌炎などの欠乏症状が起こることも推測されるので，健常者より多いVB$_2$の摂取がよい．

③ ビタミンB$_6$（VB$_6$）

VB$_6$は腎不全で，もっとも欠乏症状が現れやすいビタミンで，欠乏すると，末梢神経障害，小球性貧血，免疫能低下などが起こる．VB$_6$の多くは，補酵素型としてB$_6$酵素蛋白やアルブミンとして結合して存在し，アミノ酸代謝に不可欠なビタミンのため，メチオニンからシスチンに変換するときに，VB$_6$のピリドキサールリン酸（PLP）が必要となる．このPLPが不足するとメチオニンの変換が止まり，シスチンまで代謝されないことになる（ホモシステイン代謝）．透析患者では，ホモシステインの肝臓への取り込みが低い，代謝酵素の補因子のVB$_6$，VB$_{12}$，葉酸の利用率が低い，ホモシステインを代謝する酵素を阻害する因子が血中に存在する，などが高ホモシステイン血症の原因であると推測されている[7]．腎機能が低下するほどホモシステイン濃度は上昇することは明らかであり，高ホモシステイン血症は，内皮細胞障害に働き，血管疾患の危険因子とされている．その結果，動脈硬化が加速され，心血管系の障害が増加すると報告されている[8]．VB$_6$やVB$_{12}$，とくに葉酸を投与することで，血中ホモシステイン濃度が低下することが認められているが，必ずしも投与は必要ないとの報告もある．一方，VB$_6$のサプリメントによる大量摂取では，末梢神経障害（知覚の消失）が報告されている[9]．

④ ビタミンB$_{12}$（VB$_{12}$）

VB$_{12}$は，核酸，アミノ酸，脂質代謝の補酵素として広範囲の酵素反応に関与している．VB$_{12}$は，分子量が大きく，血中ではtranscobalaminと呼ばれる蛋白と結合しているので，透析では除去されにくい．したがって，透析患者の血中VB$_{12}$は正常で，胃の内因子欠乏などの吸収障害がなければ，欠乏症はない．

⑤ 葉　酸

葉酸は，核酸合成に不可欠なビタミンで，血中葉酸の2/3は，蛋白と結合している．蛋白と結合しているため透析での除去はほとんどなく，透析患者の血中の葉酸は正常範囲にある．

⑥ ビタミンC（VC）

VCの分子量は小さいため，透析で50％近くが除去され，また食事制限（カリウム制限）のため，透析患者のVCは欠乏していると考えられてきたが，最近の

データでは正常範囲の患者も多く，必ずしも補給が必要ではなくなった[10]．VCは，貯蔵鉄の遊離化や利用増加に関与するとされており，エリスロポエチン（EPO）抵抗性を示す透析患者で，血清フェリチンが充足しているにもかかわらずトランスフェリン飽和度（TSAT）が低値を示す場合に，VCを静注投与するとEPOの反応性を改善するとの報告もある．ただし，VCの過剰は高シュウ酸症となり，さらに二次性のシュウ酸症へ進展する．腎不全では，シュウ酸カルシウムが内臓，血管壁，骨や軟骨に沈着し関節炎も起こしうるので，たとえ水溶性ビタミンでも大量投与は控えたほうがよい．

● 微量元素とは？

微量元素とは水素，炭素，窒素，酸素以外の元素の総称であるミネラルの一部で，人体 1 g 当り 100 μg 未満のものを指し，23 種類ある．そのうち現在不可欠といわれている必須微量元素は，Zn, Fe, Cu, Mn, Co, Cr, I, Mo, Se の 9 種類である[11]．微量元素は，全身のさまざまな細胞内の小器官に存在し，酵素機能の核となって触媒作用をもち，体の機能を維持するために重要な役割を果たしている．しかし腎障害のある場合，腎臓からの排泄低下に伴う蓄積や透析による除去など，微量元素の代謝異常が生じやすいので，注意が必要である（**表 3**）．

① 亜鉛（Zn）

亜鉛は人体にとってもっとも重要な微量元素の一つで，200 種類以上もの酵素の構成成分になっている[12]．保存期腎不全や透析患者の血清亜鉛値は，一般に低値を示すと報告されているが，亜鉛は透析で除去されないので，その原因としてたんぱく質の摂取不足や腸管からの吸収不良などが挙げられる．食事摂取量が少なく味覚異常を訴える場合，亜鉛欠乏が示唆されるので，亜鉛入りのゼリーなどを提供すると，食欲が出てくる症例をよく経験する．

② 鉄（Fe）

鉄も透析では除去されないが，血液透析の体外循環により血液が失われると鉄損失につながる．透析患者の血清鉄濃度は一般に低値を示しやすい[13]．貧血治療に EPO 注射を受ける場合，鉄が欠乏すると EPO の効果が低下する．一方，鉄の過剰投与や輸血は組織鉄沈着を起こし，ヘモジデローシスとなるので，鉄の補充は血清フェリチン値（目安値として 100 ng/ml）を指標として行うとよい．

③ 銅（Cu）

銅欠乏は，長期間，高カロリー輸液を行っていて，微量元素の補給がなかった場合などに起こりやすく，高カロリー輸液開始から 6〜30 カ月程度で出現するとの報告がある[14]．銅の排泄は主として胆汁を介して行われるため，透析患者では銅欠乏が推測される．銅欠乏状態では，銅含有酵素（セルロプラスミン・シトクロムオキシダーゼなど）の機能低下が起こり，低色素性貧血や筋緊張低下などの症状が出現する．

表3 微量元素の働き，欠乏・過剰の症状

栄養成分 (体内総量mg)	生体における おもな働き	欠乏症状	過剰症状	保存期腎不全・ 透析患者の場合
亜鉛 (1,400〜2,300)	蛋白質代謝 皮膚の抵抗力保持 骨代謝 糖代謝	味覚障害 食欲不振 創傷治癒遅延 脱毛	嘔吐・嘔気 腹痛 嗅覚低下 下痢	味覚障害を生じやすい． 血漿亜鉛濃度は低下しやすい． 亜鉛投与で，味覚障害改善． 亜鉛欠乏しているので，投与が必要．
鉄 (3,000〜4,000)	酸素の運搬貯蔵 酸化還元反応 呼吸機能維持	口角炎 萎縮性舌乳頭症	無力骨症 心筋虚血 フリーラジカル生成	鉄は透析では除去されないが，体外循環により血液が失われると鉄損失につながる． 一般に血清鉄濃度は低値を示す．
銅 (約80)	鉄代謝 造血機能 （ヘモグロビン合成） 骨代謝 抗酸化作用に関与	白血球減少 貧血 神経形成不全 毛髪色素脱落	嘔吐・嘔気 動脈硬化促進 心筋梗塞 発熱	銅の排泄は主として胆汁を介して行われるため，欠乏が推測される．
マンガン (12〜20)	蛋白質代謝に関与 免疫能・生殖能に関与 抗酸化作用に関与	血清コレステロール低下 血液凝固能低下，皮膚炎 成長障害，毛髪の変化	無気力，易疲労感， 浮腫，筋肉痛，頭痛 発育障害，毛髪の赤色化	マンガンの排泄は胆汁を介して行われるので，不足が推測される．
コバルト	VB_{12}の構成成分 VB_{12}を補酵素とする作用に関与	甲状腺腫	鉄欠乏性貧血	血中濃度は低下．
クロム (2〜6)	インスリン感受性に関与 蛋白質代謝に関与 コレステロール代謝に関与	耐糖能低下 末梢神経障害 体重減少	嘔吐	クロムの排泄は尿中のため透析患者の血中濃度は上昇していると考えられる．
ヨウ素 (15)	甲状腺ホルモンの生成	痴呆性甲状腺腫 クレチン病	甲状腺機能減退	
モリブデン (<9)	アミノ酸代謝に関与	頻脈，多呼吸 含硫アミノ酸代謝異常	高尿酸血症 銅代謝異常	
セレン (13)	酸化した細胞膜の分解促進 発癌抑制，抗酸化作用	爪床部白色変化 筋肉痛，心筋症(不整脈) 脱毛，成長遅延	無気力，易疲労感， 浮腫，筋肉痛，頭痛 発育障害，毛髪の赤色化	透析患者では心血管合併症や癌のリスクが高いのでセレン欠乏が示唆される．

(鈴木継美，他編：ミネラル・微量元素の栄養学．1994，第一出版，東京[11] を参照)

④ マンガン（Mn）

マンガンはおもに骨の石灰化に必要な成分で，骨や関節を丈夫にする結合組織（ムコ多糖類）を合成する酵素に関係している．マンガンの排泄は胆汁を介して行われるため，透析患者では欠乏が推測されるが，必要量が低いので欠乏症は認められていない．マンガン欠乏症として神経・骨格筋障害が懸念されるとの報告もある．

⑤ コバルト（Co）

コバルトの働きはまだ明らかではないが，VB_{12}の一部を構成している．透析患者ではコバルトの血中濃度は低下しているとの報告がある[15]．コバルト欠乏は，VB_{12}欠乏に集約されるが，その所見は悪性貧血の症状で，赤血球は減少しているが，巨赤芽球が出現することがある．

⑥ クロム（Cr）

保存期腎不全患者での低Cr血症の報告はほとんどなく，透析患者ではCrが透析で除去されるにもかかわらず，高Cr血症を起こしやすいことや，肝臓に高濃度のCrが蓄積していたとの報告がされている[16]．また，OTC薬クロム製剤の推奨用量6〜12倍の服用で，貧血，血小板減少，肝障害などを呈したとの報告もあり，サプリメントの摂取はしないほうがよい．

⑦ セレン（Se）

セレンは生体の抗酸化作用に関与するglutathione peroxidaseの必須構成成分で，癌や生活習慣病の予防作用を有する．透析患者では，心血管合併症や癌のリスクが高いので，セレン欠乏が示唆されている．セレンは投与安全域が非常に狭く，1 mg/dayでは過剰となり肝硬変，脱毛，脱爪，皮膚障害，筋肉痛などの症状がみられるので，注意が必要である．

低栄養に伴い味覚障害を起こした高齢透析患者の栄養管理の1例

症例　82歳，男性
原疾患：糖尿病腎症（透析歴10.5年）
既往歴：心房細動・脳梗塞（68歳）
現病歴：外傷性脳出血
身長162 cm，ドライウエイト44 kg；標準体重57.7 kg，BMI 16.8
患者背景：妻との2人暮らし，食事は妻が準備

▶ 指示栄養素量
- 指示エネルギー量 1,700 kcal（30 kcal/kg 標準体重/day）
- 指示たんぱく質量 60 g（1 g/kg 標準体重/day）

▶ 現病歴

数年前から経口摂取が減少し，体重も減少傾向だったが，今回自宅で転倒による外傷性脳出血を起こし，緊急入院後手術を受けた．術後中心静脈栄養（TPN）管理をしていたが，鼻腔より経腸栄養剤を開始，嚥下リハビリも併用されたが，嚥下反応が弱く，また下痢も繰り返し，高度の栄養不良がなかなか改善されなかった．

▶ 経過概要

TPN管理から，経腸栄養剤 K-2S；400 ml/day投与を経鼻より開始，TPNとの併用となった．6日後，TPNを中止，経腸栄養剤のみとなり，1,600 kcalが投与された．経腸栄養剤増量当初，繰り返し起こっていた下痢も，食物繊維を加えたり，投与速度を遅くすることで徐々に改善されてきた．

栄養状態は悪く（表4），また嚥下リハビリを始め，飲み込みの訓練も進んできたが，食欲はなく，食べ物が苦いとの訴えがあった．仙骨部褥瘡も認めたので，微量

表4 症例の血液検査値と摂取エネルギー・栄養素の経過

	2月1日 入院時	3月4日 術後1カ月後 TPN＋K-2S 開始	3月18日 K-2S 4P 嚥下用ゼリー	4月2日 アイソカル Ex 3P ブロッカゼリー2個＋嚥下食
TP（g/dl）	5.0	4.8	5.4	5.5
Alb（g/dl）	2.7	2.5	2.8	2.9
BUN（mg/dl）	59.6	48.2	56.2	65.2
Cre（mg/dl）	6.14	5.92	6.08	6.35
FBS（mg/dl）	94	102	116	108
CRP（mg/dl）	7.6	6.67	5.82	4.05
ZN（μg/dl）			50	56
K（mEq/l）	3.7	3.8	3.9	4.2
P（mg/dl）	4.5	5.1	4.6	4.3
1日の総摂取量 　エネルギー 　たんぱく質 　亜　鉛		1,720 kcal 54 g 40 μmol	1,650 kcal 56 g 3.2 mg	1,060 kcal＋嚥下食 200 kcal 57.4 g　　　　　10 g 19 mg

　元素とくに亜鉛不足を疑い，血液検査の結果 50 μg/dl と低値を示した．経腸栄養剤をエネルギーが高く，亜鉛やアルギニンが含有されているアイソカル Ex に変更，嚥下リハビリ食に，亜鉛を含有しているブロッカゼリーを2個提供した．

　透析患者の場合，1 ml 1 kcal の経腸栄養剤では水分管理が難しい場合もあるので，アイソカル Ex などのように 1 ml 1.5 kcal 以上のものが好ましいことが多い．腎不全用リーナレン MP などは，カリウム，リンの含有量が少なく，不足を生じやすいので注意が必要である．また，亜鉛を含む飲料には，リンの含有が多いものもあるので，要注意である．

▶ 結　果

　経腸栄養剤アイソカル Ex 900 ml を経鼻より投与，嚥下リハビリを進めるにあたり胃瘻（PEG）増設も考えたが，家族の同意が得られず，経鼻胃管のまま，経口摂取も進めた．

　経腸栄養剤変更1週間後に亜鉛値が上昇し，食欲も少し出始め嚥下食（ミキサー食）の摂取量も進んできて，退院時にはソフト食と亜鉛入りゼリーに移行した．褥瘡も発症直後だったため，亜鉛やアルギニンの補充で改善傾向である．

▶ 考　察

　食欲が低下している高齢者の栄養改善には，困難が伴うが，さらに高齢透析患者では，いろいろな制限が伴い改善までに時間を要するので，他の職種と連携し適切な治療を模索する必要があると考える．栄養士の立場からは，患者に適した経腸栄養剤の適切適量投与が大切である．

おわりに

　以上，保存期腎不全，血液透析，腹膜透析を問わず，食事摂取の十分な場合は，各種ビタミン，微量元素の1日当りの推奨栄養摂取量はほぼ満たされ，補給も少量でよいが，食事摂取量不足や抗生物質の長期投与などによる欠乏症の可能性もあるので，常に詳細な食事管理が必要と思われる．

　多種あるビタミン，微量元素についてその異常が透析患者に及ぼす臨床的意義は究明されていない部分も多く，今後検討が期待される分野である．

文献

1) 日本腎臓学会 編：腎疾患の生活指導・食事療法ガイドライン．1998，東京医学社，東京
2) National Kidney Foundation：K/DOQI clinical practice guidelines for nutrition in chronic renal failure. Am. J. Kidney Dis. 2000；35(Suppl. 2)：s1-s103
3) 厚生労働省策定：日本人の食事摂取基準（2010年版）．2010，第一出版，東京
4) 日本ビタミン学会 編：ビタミンの事典．1995，朝倉書店，東京
5) Vahlquist, A., Berne, B., Danielson, B. G., et al.：Vitamin A losses during continuous ambulatory peritoneal dialysis. Nephron 1985；41：179-183
6) Ramirez, G., Chen, M., Boyce, H. W. Jr., et al.：Longitudinal follow-up of chronic hemodialysis patients without vitamin supplementation. Kidney Int. 1986；30：99-106
7) 丸山征朗：ホモシステイン．日本臨牀 1999；57：589-591
8) Mallamaci, F., Zoccali, C., Tripepi, G., et al.：Hyperhomocysteinemia predicts cardiovascular outcomes in hemodialysis patients.Kidney Int. 2002；61：609-614
9) 磯田和雄，徳田秀次，廣瀬 悟，他：慢性腎不全患者の細胞内 Vit B$_6$ 濃度の検討．腎不全 1991；3：81-86
10) Shah, G. M., Ross, E. A., Sabo, A., et al.：Ascorbic acid supplements in patients receiving chronic peritoneal dialysis. Am. J. Kidney Dis. 1991；18：84-90
11) 鈴木継美，和田 攻 編：ミネラル・微量元素の栄養学．1994，第一出版，東京
12) Food and nutrition board institute of medicine：Dietary Reference Intakes. National Academy Press. 2001, Washington, D. C.
13) Sargent, J. and Acchiardo, S. R.：Iron requirements in hemodialysis. Blood Purif. 2004；22：112-123
14) Shike, M.：Copper in parenteral nutrition. Bull. N. Y. Acad. Med. 1984；60：132-143
15) Padovase, P., Gallieni, M., Brancaccio, D., et al.：Trace elements in dialysis fluids and assessment of the exposure of patients on regular hemodialysis, hemofiltration and continuous ambulatory peritoneal dialysis. Nephron 1992；61：442-448
16) Zima, T., Mestek, O., Tesar, V., et al.：Chromium levels in patients with internal diseases. Biochem. Mol. Biol. Int. 1998；46：365-374

（鈴木　和子）

〔初出：臨牀透析　vol. 23　no. 6　2007〕

第1章　栄養学の基礎

7 カルニチン，ホモシステイン，葉酸，食物繊維，抗酸化物質

Carnitine, homocysteine, folic acid, dietary fiber, antioxiant

▶**Key words**　カルニチン，ホモシステイン，葉酸，食物繊維，抗酸化物質

●**はじめに**

食品には，三大栄養素やビタミン，ミネラルに加えさまざまな栄養成分が含まれており，それらが人体に及ぼす影響についても注目されている．本稿では，カルニチン，ホモシステイン，葉酸，食物繊維，抗酸化物質について述べる．

●**カルニチン**

カルニチンは，動物の体内にL型として広く分布しており，科学的にはγ-トリメチルアミノ-β-ヒドロキシ酢酸で，生体でエネルギー産生や生理機能の保持に深く関与している．筋肉，肝臓などにおいてL-カルニチンはリジンとメチオニンから生合成される[1]．カルニチンは，長鎖脂肪酸をミトコンドリア内に運搬する担体として働き，β-酸化，クエン酸回路と代謝を受けエネルギーとしてのATP（adenosine triphosphate）を産生する（**図**）[2]．またミトコンドリアを有しない赤血球においても，赤血球細胞膜のリン脂質のターンオーバーを維持し，赤血球の寿命に関わる重要な役割が報告されている[2]．体内での存在形式は，脂肪酸と結合していない遊離カルニチンと，脂肪酸とエステル結合しているアシルカルニチンが存在し，両方あわせたものを総カルニチンとしている．

透析患者のカルニチン濃度は，遊離カルニチン，総カルニチン濃度は低く，アシルカルニチン濃度は高いと報告されている[2]．透析患者では透析液中への喪失，腎臓での合成障害により欠乏しやすく，筋力低下や心収縮力低下などの原因になっている可能性がある．

食品のカルニチン含有量はいくつかの報告[3,4]があるが，肉類など動物性食品に多く，植物性食品には少ない傾向である．肉類のなかでも羊肉，牛肉に多いとされているが，その含有量は報告によりさまざまである（**表1**）[3]．

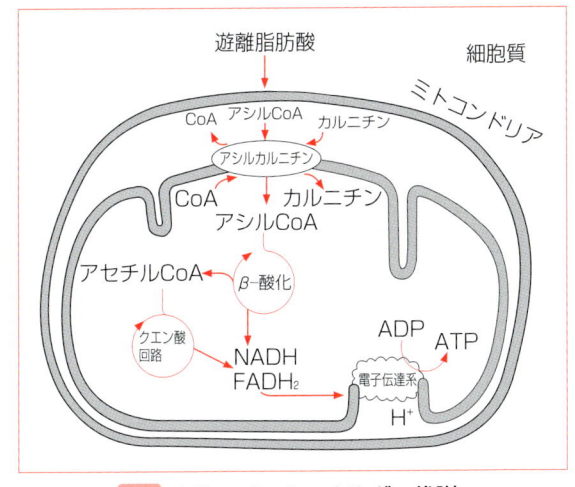

図　カルニチンとエネルギー代謝

CoA：コエンザイム A，NADH：ニコチンアミドアデニシンジヌクレオチド，FADH₂：フラビンアデニンジヌクレオチド，ADP：アデノシン二リン酸，ATP：アデノシン三リン酸，H⁺：水素イオン

〔松本芳博，他：臨牀透析　2000；16：175-181[2)]より引用〕

表1　食品中のカルニチン（mg/100 g）

羊肉…19	卵…0.05
牛肉…14	きのこ…0.3
豚肉…3	ナッツ…0.03〜0.06
鶏肉…1	にんじん…0.04
魚…0.3〜1	米…0.03
牛乳…0.3	バナナ…0.01

〔真野　博，他：食生活　2007；101：36-39[3)]より引用〕

表2　血漿ホモシステイン濃度を上昇させる各種要因

遺伝的な要因
・CBS の変異
・MS の変異・欠損
・MTHFR の変異・欠損

生理的な要因
・加齢
・男性
・筋肉の増大

ライフスタイルに関わる要因
・喫煙
・コーヒー
・アルコール

栄養・臨床的な要因
・葉酸欠乏
・ビタミン B₁₂ 欠乏
・ビタミン B₆ 欠乏
・腎臓疾患
・甲状腺ホルモン低下症

薬　物
・メトトレキセート
・テオフィリン
・シクロスポリン
・L-DOPA
・コレスチラミン

CBS：シスタチオニン合成酵素
MS：メチオニン合成酵素
MTHFR：5, 10-メチレンテトラヒドロ葉酸還元酵素

〔杉山公男：動脈硬化危険因子としてのホモシステイン. 日本栄養・食糧学会 監：アミノ酸の機能特性. 2007, 115-125, 建帛社, 東京[7)]より引用〕

● **ホモシステイン**

　ホモシステインは食物から取り込まれたメチオニンが生体内，おもに肝臓で代謝され生じるメチオニンの一中間体である．血漿ホモシステイン濃度の過度の上昇は動脈硬化の危険因子となることが認識されている[5),6)]．血漿ホモシステイン濃度は通常 5〜15 μmol/l 程度の範囲内であるが，この範囲を超えて 5 μmol/l 上昇すると，動脈硬化の危険率が男性では 60％，女性では 80％上昇するという報告もある[5)]．血漿ホモシステイン濃度を上昇させる各種要因を**表2**に示す[7)]．

　栄養学的な面からは，ある種のビタミン（葉酸，B₆，B₁₂）の欠乏による高ホ

モシステイン血症が注目されている．葉酸とビタミンB_{12}はメチオニン合成酵素の基質の補酵素であり，ビタミンB_6はシスタチオニン合成酵素の補酵素である．また，メチオニン代謝の中心的な臓器は肝臓であるが，腎臓は血漿ホモシステインを代謝して除去する機能を担っているので，腎疾患により腎機能が低下すると血漿ホモシステイン濃度が上昇することも知られている．

透析患者では，血漿ホモシステイン濃度が正常の2～3倍に増加しており，心血管疾病との関連性があると考えられてきた．しかし，葉酸，ビタミンB_6，B_{12}を投与し血漿ホモシステイン濃度を減少させても，心血管イベントの発症率，生命予後に有意差が認められなかった[8]．したがって，透析患者における高ホモシステイン血症が，どのような意義をもつかは現在のところ不明であるといわざるをえない．

● 葉　酸

葉酸は補酵素として，プリンヌクレオチドの生合成，ピリジンヌクレオチドの代謝に関与し，また，アミノ酸およびたんぱく質の代謝において，ビタミンB_{12}とともにメチオニンの生成，セリン-グリシン転換系にも関与している．葉酸欠乏により巨赤芽球性貧血，舌炎，二分脊柱を含む精神神経異常などが起こることが知られている．先に述べた，血漿ホモシステイン濃度上昇の要因でもある．

葉酸の1日の摂取推奨量[9]は，成人では240μg，耐容上限量は，30～69歳で1,400μg，70歳以上で1,300μgで，通常の食生活では足りると考えられている．葉酸は，**表3**に示すように緑黄色野菜やレバー類に多く含まれている．腎不全患者では，血漿ホモシステイン濃度が上昇するため，葉酸の積極的投与によりホモ

表3 葉酸含有量（食品100g中）

	食品名	含有量（μg）		食品名	含有量（μg）
肉類	牛レバー	1,000	果物類	イチゴ	90
	鶏レバー	1,300		マンゴー	84
	豚レバー	840	いも類	さつまいも	49
野菜類	アスパラガス	190		じゃがいも	21
	枝豆	320	豆類	ゆであずき	25
	おくら	110		ゆで大豆	39
	カリフラワー	94	大豆製品	生揚げ	23
	キャベツ	94		納豆	120
	小松菜	110			
	春菊	130			
	空豆	120			
	菜の花	340			
	にら	100			
	ほうれん草	210			

システイン濃度低下が期待されている．

● 食物繊維

食物繊維は，「ヒトの消化酵素で消化されない食品中の難消化性成分の総体」と考えられている．食物繊維は，表4に示すように植物性，動物性のもの，化学的に合成されたものなどがあり，水溶性と不溶性に大別される．

食物繊維の栄養生理学的作用は，保水性，膨潤性，粘性，発酵性，吸着作用，イオン交換作用などの物理的特性と密接な関係があるとされている．水溶性食物繊維は不溶性食物繊維より保水性が高く，粘性を示すが，その程度は構成成分により異なる．粘性の高い水溶性食物繊維は消化管内通過速度に影響を与えるとともに，栄養素などの物質の拡散を抑制する．一方，不溶性食物繊維は，水に溶けず吸収した水分により膨潤し，腸管の蠕動運動を活発にし排便を促進するなどの作用がある．人体における機能では，食後血糖上昇を緩和する，インスリン抵抗性を改善する，血清コレステロール値を正常化する，大腸癌の発生を予防する，便通の改善，などが挙げられている．

1日の食物繊維摂取目標量[9]は，健常者（性別，年齢により異なる）では男性19g以上，女性17g以上である．透析患者の1日の食物繊維摂取量は，われわれの検討[10]では血液透析患者では9.7±2.7g，腹膜透析患者では11.1±3.8gで目

表4 食物繊維の分類

	含まれるおもな場所	名 称	多く含む食品や特徴
不溶性食物繊維	植物細胞壁の構成物質など	セルロース	穀類，野菜，豆類
		ヘミセルロース	穀類，野菜，豆類，小麦ふすま
		リグニン	ココア，豆類，ふすま，ナシ
		イヌリン	ごぼう，キクいも，ゆり根
		ペクチン	果物，野菜
		グルカン	きのこ，酵母
	動物性食品類	キチン，キトサン	カニ，エビなど甲殻類の殻
		コラーゲン	動物の骨，腱など
水溶性食物繊維	植物細胞の貯蔵物質など	ペクチン	熟した果物，野菜
		植物ガム（グアガム）	マメ科植物の樹皮
		粘質物（グルコマンナン）	コンニャクいも
	海藻類	アルギン酸	こんぶ
		カラゲナン	アイリッシュモス
		寒天	テングサ
	動物性食品類	コンドロイチン硫酸	軟骨，サメのひれ
	化学修飾多糖類など	カルボキシメチルセルロース ポリデキストロース	デンプンを熱処理して生産されているもので，保水，増粘剤，安定剤などとして食品の製造に用いられている

表5 食物繊維含有量（食品100g中）

分類	食品名	水溶性(g)	不溶性(g)	総量(g)
穀類	オートミール	3.2	6.2	9.4
	大麦（押麦）	6	3.6	9.6
	小麦粉	1.2	1.3	2.5
	食パン	0.4	1.9	2.3
	胚芽精米	0.3	1	1.3
	干しそば	1.6	2.1	3.7
	ライ麦粉	4.7	8.2	12.9
いも類	さつまいも	0.5	1.8	2.3
	さといも	0.8	1.5	2.3
	じゃがいも	0.6	0.7	1.3
	ながいも	0.2	0.8	1
豆類	あずき（乾）	1.2	16.6	17.8
	大豆（乾）	1.8	15.3	17.1
	おから	0.4	11.1	11.5
種実類	くり	0.3	3.9	4.2
	落花生	0.3	6.9	7.2
野菜類	枝豆	0.4	4.6	5
	グリンピース	0.6	7.1	7.7
	かぼちゃ	0.9	2.6	3.5
	カリフラワー	0.4	2.5	2.9
	京菜	0.6	2.4	3
	ごぼう	2.3	3.4	5.7
野菜類	春菊	0.8	2.4	3.2
	たけのこ	0.3	2.5	2.8
	とうもろこし	0.3	2.7	3
	なす	0.3	1.9	2.2
	なばな	0.7	3.5	4.2
	にんじん	0.7	1.8	2.5
	ながねぎ	0.2	2	2.2
	ピーマン	0.6	1.7	2.3
	ほうれん草	0.7	2.1	2.8
	根みつば	0.5	2.4	2.9
	芽キャベツ	1.4	4.1	5.5
果実類	キウイフルーツ	0.7	1.8	2.5
	パパイア	0.7	1.5	2.2
きのこ類	えのきたけ	0.4	3.5	3.9
	しいたけ	0.5	3	3.5
	ぶなしめじ	0.3	3.4	3.7
	エリンギ	0.3	4	4.3
	まいたけ	0.3	2.4	2.7
藻類	焼きのり			36
	刻みこんぶ			39.1
	干しひじき			43.3
	わかめ			32.7

標量に比較し少なく，透析患者においても食物繊維摂取を積極的に勧めるべきである．食物繊維含有量の多い豆類，野菜類，きのこ類，海藻類はカリウム含有量も多く，血液透析患者では摂取を懸念することも考えられるが，調理方法により2〜3割減少させることも可能であるので上手に利用する．食物繊維含有量の多い食品を**表5**に示す．食品から十分に摂取できない場合は食物繊維補助食品を利用してもよい．

●抗酸化物質

　抗酸化物質とは，生体内における活性酸素から生体を防御するための強力な抗酸化システムを補助する抗酸化成分を含むものである．

　呼吸により取り込まれた酸素は，体内で四電子還元を受ける過程でさまざまな「活性酸素」が作られる．活性酸素は体内に進入してきた病原菌やウイルスを殺す白血球やマクロファージに必須であり，ホルモン合成にも重要な役割を果たしている．しかし，過剰に生成した反応性の高い活性酸素は，生体成分に影響を与え，最終的には遺伝子レベルに至る酸化的傷害が多くの疾病の原因になると推定されている．すなわち，動脈硬化性疾患や糖尿病の合併症など生活習慣病と呼ば

れる疾病をはじめ，最近ではアルツハイマーやパーキンソン氏病などいろいろな疾病の原因となっていることが明らかにされている[1]．この活性酸素に対して，抗酸化的防御機構として抗酸化酵素や抗酸化物質が酸化的傷害を防御することが期待されている．

食品成分に含まれる抗酸化物質には，ビタミンE（α-トコフェロールがもっとも重要），ビタミンC，β-カロテン，フラボノイド，植物ポリフェノール類などがある．α-トコフェロール，ビタミンC，β-カロテンなどは，食品成分表にも各食品の含有量が示されているが，フラボノイドやポリフェノール類，植物色素類などは，いくつかの食品の含有量が研究者により提示されているのみである．また，抗酸化作用のある物質としてリコペン，カテキン，アントシアン，グルタチオン，αリポ酸，コエンザイムQ10なども挙げられている．

慢性腎不全患者の食事内容からこれらの抗酸化物質の摂取状況を検討すると[11]，緑黄色野菜の摂取量とβ-カロテン摂取量，たんぱく質摂取量とα-トコフェロールには有意の相関関係を認めた．すなわち，日常の食生活管理において抗酸化物質摂取には緑黄色野菜の摂取やたんぱく質摂取の指導の重要性が考えられるが，透析患者では緑黄色野菜やたんぱく質の過剰摂取は血清カリウム濃度や血清尿素窒素濃度，血清リン濃度などにも影響を及ぼすので，食事指導ではこれらの血液生化学値とあわせて指導することが必要である．

●おわりに

人は食事として食品を摂取し，消化，吸収，代謝という一連の流れにおいて，栄養素の役割が発揮されるものである．食品は栄養素の集合体であり，ある種の成分のみに注目してしまうと偏った食事にもなりかねない．食品を上手に利用した食事指導や栄養管理を実施することが大切であると考える．

文献

1) 日本栄養・食糧学会 編：栄養・食糧学データハンドブック．2006，同文書院，東京
2) 松本芳博，天野 泉：慢性血液透析患者におけるカルニチン．臨牀透析 2000；16：175-181
3) 真野 博，清水 純，和田政裕：知りたかった食品成分のエビデンス．食生活 2007；101：36-39
4) 宮島 功，大川栄重，池谷直樹，他：保存期慢性腎不全の低たんぱく食事療法とカルニチン代謝．日腎会誌 2007；49：304
5) Refsum, H., Ueland, P. M., Nygard. O., et al.: Homocysteine and cardiovascular disease. Annu. Rev. Med. 1998；49：31-62
6) De Bree, A., Verschuren, W. K., Kromhout, D., et al.: Homocysteine determinants and the evidence to what extent homocysteine determinants the risk of coronary heart disease. Pharmacol. Rev. 2002；54：599-618
7) 杉山公男：動脈硬化危険因子としてのホモシステイン．日本栄養・食糧学会 監，矢ヶ崎一三，他 編：アミノ酸の機能特性—ライフサイエンスにおける新しい波．2007，115-125，建帛社，東京
8) Clarke, R., Halsey, J., Lewington, S., et al.: Effects of lowering homocysteine levels with B vitamins on cardiovascular dis-

ease, cancer, and cause-specific mortality. Arch. Intern. Med. 2010；170：1622-1631
9) 厚生労働省「日本人の食事摂取基準」策定検討会報告書：日本人の食事摂取基準（2010年版）．2009, 第一出版，東京
10) 金澤良枝，中尾俊之：透析患者における食物繊維摂取—臨床的，食品学的検討．透析会誌 1989；22：369-374
11) 金澤良枝，長岡由女，中尾俊之，他：慢性腎不全の低たんぱく食事療法における抗酸化物質摂取状況．日腎会誌 2007；49：303

（金澤　良枝／中尾　俊之）

〔初出：臨牀透析　vol. 23　no. 11　2007〕

第2章 栄養スクリーニング

- 栄養スクリーニング法
- 栄養不良の定義
- 栄養管理プログラム

① 栄養スクリーニング法
Nutritional screening

▶ **Key words** 栄養スクリーニング，SGA，MIS，GNRI，栄養アセスメント

● はじめに

　患者の栄養状態が，治療成績や quality of life（QOL）の向上に大きく影響していることが明らかとなり，臨床栄養管理の重要性が再認識されている．栄養管理の第一歩は栄養評価（栄養アセスメント）から始まると言っても過言ではない．栄養アセスメントとは，患者に対する問診，血液検査，身体計測などにより患者の栄養状態を総合的に評価することをいう．栄養治療に際しては，栄養アセスメントの結果から適切な栄養療法を決定・実施し，再度栄養アセスメントを行うことを繰り返していく．本来，栄養アセスメントは患者全員に定期的に行われるべきであるが，実際には医療スタッフの数に限りがあり，理想どおりに行うのは困難である場合が多い．

　透析患者では，たんぱく・エネルギー栄養障害（protein energy wasting ; PEW）を有する患者が全患者の1/4〜1/3に達するといわれており，栄養アセスメントはとくに重要である．しかし，わが国の血液透析患者は増加の一途をたどっているのに対し，医療スタッフ数の増員は十分とはいえず，栄養士1人当りの患者数は，1995年の34.9人から，2005年には50.3人と大幅に増加しているのが現状である[1]．このような現状から，栄養障害を有する患者を効率よく抽出する方法の必要性が生じ，栄養スクリーニング法が注目されている．

　栄養スクリーニング法には簡便性と正確性が求められ，現在までにさまざまな方法が考案されている．本稿では，血液透析患者に用いられる栄養スクリーニングツールについて，最近の知見とわれわれの最新の研究結果をまじえて概述する．

● 栄養スクリーニングツール

1. Subjective Global Assessment（SGA：主観的包括的評価法）

　SGAは，Detskyらにより外科患者を対象に開発された栄養評価法である[2]．

63

SGAは特別な機材や検査を必要とせず，安価で簡便な方法として欧米や日本などでも幅広い領域で用いられている．DetskyらのSGAでは，問診と身体所見を基に主観的に評価を行う．問診では，① 体重変化，② 食事摂取状況，③ 消化器症状，④ 身体機能，⑤ 疾患および栄養必要量，の5項目をそれぞれ3段階に評価する．身体所見では，① 皮下脂肪の減少，② 筋肉の減少，③ 浮腫の有無（下腿浮腫，仙骨浮腫），④ 腹水の有無，の4項目を3段階に評価を行う．これらの合計9項目の評価から総合的に，A：栄養状態良好，B：中等度栄養障害，C：重度栄養障害の3段階で「主観的」に栄養状態を判定する．

DetskyらのSGAは透析患者においても有用性が高いことが報告されているが[3),4)]，透析患者におけるSGAはその後さまざまな検討と改良が加えられてきた[5)]．

〈CANUSA studyでの7点式SGA〉

腹膜透析患者680名を対象に行われたCanada and United States（CANUSA）studyでは，最初から3段階評価するのではなく，各項目1〜7点の点数をつけ最終的に3段階評価に集約する方法が用いられた（図1）[6)]．

① 体重変化は，過去6カ月のdry weight（DW）の変化量を評価する．DWの10％以上の減少がある場合は1〜2点（重度），5〜10％未満の減少は3〜5点（中等度〜軽度），5％未満の減少は6〜7点（軽度〜正常）と評価する．意図的なDWの減少を行っている場合では，体重減少量を少なめに評価する．浮腫により真の体重減少が隠されている可能性も考慮する．

② 食事摂取状況は，ふだん摂取していた食事量との比較を含めて，必要な食事摂取量と現在摂取している食事量を評価する．食事摂取量が減少している場合，その期間とおよその摂取エネルギー量・たんぱく質量を記入する．

③ 消化器症状は，悪心，嘔吐，下痢，食欲不振のそれぞれの頻度と持続期間を評価する．

④ 身体機能は，身体活動量（ADL）を評価する．

⑤ 疾患および栄養必要量との関係は，基礎代謝が亢進もしくは低下する疾患や合併症を抱えているかを評価する．感染症や発熱を伴った肺炎，閉塞性肺疾患，悪性腫瘍などがあれば栄養必要量は増加する．

測定者は，以上の項目について，それぞれ主観的に点数を1〜7点でつける．

次に身体所見を診る．皮下脂肪は，下眼瞼，上腕三頭筋部，上腕二頭筋部，胸部を触診して評価する．栄養状態の良い患者では皮下脂肪はやや膨らみがあり，栄養状態の悪い患者では窪んでいる．筋肉量はこめかみの窪み，鎖骨の突出，肩の輪郭，肩甲骨・肋骨の目立ち具合，大腿四頭筋のつまみ具合で評価する．身体所見もそれぞれ1〜7点で点数をつける．最後に全項目の点数を見渡して，総合的に栄養状態を判定する．6〜7点が多い場合は「軽度栄養障害〜栄養状態良好」，3〜5点が多い場合は「中等度栄養障害」，1〜2点が多い場合は「重度栄養障害」と判定する．CANUSA studyによれば，腹膜透析患者においてSGAの点数が1

```
                                                          点数
〈病　歴〉                                                 1～7
  1 体重変化
        6カ月前のドライウエイト：_____kg
        現在のドライウエイト　：_____kg
        過去6カ月の体重減少量　：_____kg　減少率_____％
        過去2週間の体重変化　　：□変化なし　□増加　□減少    ____

  2 食事摂取状況　□変化なし（適切）　□変化なし（不足）
        変化：□食事摂取減少_____kcal　たんぱく質_____g　期間：___週
              □流動食　□水分補給＋α程度の流動食　□絶食          ____

  3 消化器症状
        症　状：　　　　頻　度：　　　　　持続期間：
        □なし　　　　　_____　　　　　_____
        □悪心　　　　　_____　　　　　_____
        □嘔吐　　　　　_____　　　　　_____
        □下痢　　　　　_____　　　　　_____
        □食欲不振　　　_____　　　　　_____
              なし，毎日，2～3回/週，1～2回/週　＞2週間，＜2週間    ____

  4 身体機能
        状　態：□障害なし　□障害あり
              □歩行可能　□日常活動可能　□軽い活動可能
              □ベッド・椅子上での生活　　□寝たきり            ____

  5 疾患および栄養必要量との関係
        初期診断：_____　合併症：_____
        栄養必要量　　　：□標準　□増加　□減少
        急性代謝ストレス：□なし　□軽度　□中等度　□重度      ____

〈身体所見〉
  皮下脂肪の減少（下眼瞼・三頭筋・二頭筋・胸部）：□複数箇所　□全箇所
  筋肉量の減少（こめかみ・鎖骨・肩甲骨・肋骨・
         大腿四頭筋・ふくらはぎ・膝・骨間）　：□複数箇所　□全箇所
  低栄養に関連した浮腫/体重変化時に診る　　　：□なし　　　□あり    ____

〈SGA栄養状態評価〉
  □軽度栄養障害～栄養状態良好：6～7点が最も多い，改善傾向
  □中等度栄養障害：3～5点が最も多い，良好とも重度栄養障害ともいえない
  □重度栄養障害：1～2点が最も多い，明らかな栄養障害
```

図1　7点式SGA

〔Canada-USA（CANUSA）Peritoneal Dialysis Study Group：J. Am. Soc. Nephrol. 1996；7：198-207[6]より引用〕

点下がるごとに死亡率が25％上昇すると報告している．

ほかにもKalantar-Zadehらによる Dialysis Malnutrition Score[7]や，Stenvinkelらによる4点式SGA[8]などが試みられている．National Kidney Foundationによるガイドライン Kidney Disease Outcomes Quality Initiative（K/DOQI）では，CANUSA studyで使われた7点式SGAを使用することが推奨されている[9]．

K/DOQI版SGAでは，図1の7点式SGAの，④身体機能と⑤疾患および栄養必要量との関係を削除したバージョンとなる．7点式SGAは血液透析患者でも有用性が高いことが報告されている[10]．

2. Malnutrition-Inflammation Score（MIS）

血液透析患者では，他の疾患と同様，炎症が栄養障害や動脈硬化と関係しているといわれている[11〜13]．Kalantar-Zadehらは，血液透析患者において，炎症は，尿毒症状態，酸化ストレス，栄養摂取不良，内分泌異常などと互いに関連して，栄養障害や動脈硬化などを引き起こすとしてMalnutrition-Inflammation Complex Syndrome（MICS）の存在を示唆している（**図2**）[13]．彼らはこの説に基づき，SGAをさらに発展させ，血液透析患者専用の栄養アセスメントツールMalnutrition-Inflammation Score（MIS）を考案した（**図3**）[14]．

MISは従来から用いられているSGAのうち7項目（8，9番目の浮腫と腹水の評価は用いない）に，⑧ Body Mass Index（BMI），⑨ 血清アルブミン，⑩ Total Iron-Binding Capacity（TIBC）の3項目の身体計測および血液生化学データを追加し，各項目0〜3点，10項目合計0〜30点で評価する．MISは合計点が上がるに従い低栄養と炎症のリスクが高いというように評価を行うが，合計点0〜5点を栄養状態良好，6〜10点を軽度栄養障害リスク，11点以上を中等度・重

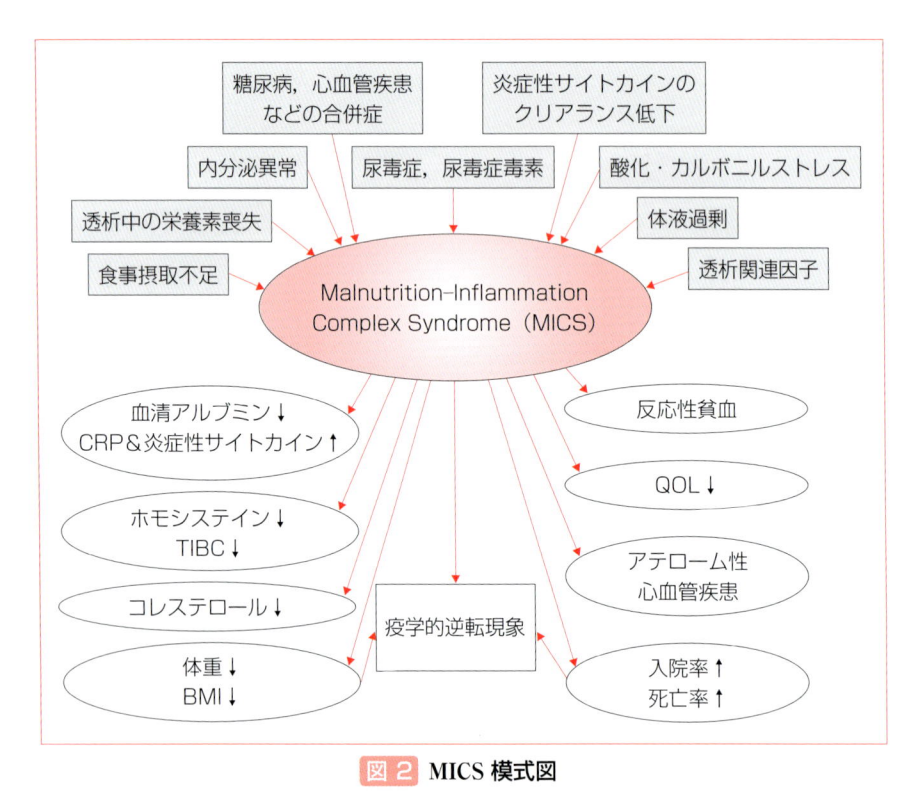

図2 MICS模式図

〔Kalantar-Zadeh, K., et al.: Am. J. Kidney Dis. 2003；42：864-881[13] より引用〕

ID：	氏名：	様	

(A) 病歴

1-体重変化： 過去3〜6カ月におけるドライウエイトの変化

0	1	2	3
0＜体重減少＜0.5 kg	0.5≦体重減少＜1 kg	体重減少1 kg以上ただし＜5％	体重減少＞5％

2-食事摂取：

0	1	2	3
食欲低下なく摂取良好	やや摂取不良	中等度摂取不良または流動食のみ摂取可能	少量の流動食または絶食

3-消化器症状：

0	1	2	3
問題なし食欲良好	食欲不振から嘔気等の軽度症状あり	時々、嘔吐等の中等度症状あり	頻回の嘔吐・下痢・重度の食欲不振あり

4-身体機能：

0	1	2	3
正常もしくは改善傾向気分不快なし	時々、歩行困難や倦怠感あり	日常生活に一部介助必要（入浴など）	自立生活困難ベッド/車椅子上での生活

5-透析年数または合併症：

0	1	2	3
透析導入1年以内健康状態良好	透析歴1〜4年軽度合併症あり（MCC*は除く）	4年を超える透析歴中等度合併症あり（MCC*を1つ含む）	重症で多数の合併症あり（MCC*2つ以上）

*MCC (Major Comorbid Condition)：心不全 class Ⅲ or Ⅳ，心筋梗塞，エイズ，中等度〜重症 COPD，脳血管障害，悪性腫瘍の転移もしくは化学療法の施行

(B) 身体所見

6-皮下脂肪減少の有無： 下眼瞼，三頭筋，二頭筋，胸部

0	1	2	3
変化なし	軽度	中等度	重度

7-筋肉量減少の有無： こめかみ，鎖骨・肩甲骨・肋骨・膝等の突出，大腿四頭筋部

0	1	2	3
変化なし	軽度	中等度	重度

(C) Body mass index：

8-Body mass index： BMI＝Wt(kg)/Ht^2(m)

0	1	2	3
BMI≧20 kg/m^2	BMI：18〜19.99 kg/m^2	BMI：16〜17.99 kg/m^2	BMI＜16 kg/m^2

(D) 検査データ

9-血清アルブミン：

0	1	2	3
Alb≧4.0 g/dl	Alb：3.5〜3.9 g/dl	Alb：3.0〜3.4 g/dl	Alb：＜3.0 g/dl

10-血清TIBC（総鉄結合能）：§

0	1	2	3
TIBC≧250 mg/dl	TIBC：200〜249 mg/dl	TIBC：150〜199 mg/dl	TIBC：＜150 mg/dl

§血清トランスフェリンの場合は以下に従う：＞200(0)，170〜200(1)，140〜170(2)，＜140 mg/dl (3)

総合評価：10項目の合計（0〜30）　　/30

図3　Malnutrition-Inflammation Score（MIS）
〔Kalantar-Zadeh, K., et al.： Am. J. Kidney Dis.　2001；38：1251-1263[14] より引用〕

度栄養障害リスクと判定する．MIS では血液検査データを使うが，血液透析患者では定期的に血液検査が行われているので，それらのデータは容易に入手できる．

MIS の評価手順は SGA と似ているため，すでに SGA を取り入れている施設においては導入しやすいと思われる．MIS は血液透析患者向けに作成されているが，腹膜透析患者でも有用性が高いことが報告されている[15]．

3．Geriatric Nutritional Risk Index（GNRI）

SGA や MIS は主観的評価が中心であるので，評価を行う者や評価時期が異なると，結果に差が生じることが指摘されている．そのため，ある程度の訓練が必要である．また，問診や診察に時間を要するため，大規模な施設では適用に限界がある．栄養スクリーニング法には，ほかにも多くの方法があるが，なかには身体測定や血液検査値など客観的なデータのみを使う方法も考案されている．

Geriatric Nutritional Risk Index（GNRI）は，Bouillanne らによって高齢患者向けに作成された栄養評価指標であり[16]，血清アルブミン値と現体重および理想体重のみを用いて算出するきわめて簡単な方法である．

$$GNRI = 1.489 \times 血清アルブミン値(g/dl) \times 10 + 41.7 \times (現体重/理想体重)$$

ただし，この式で現体重が理想体重より多い場合には，現体重/理想体重を 1

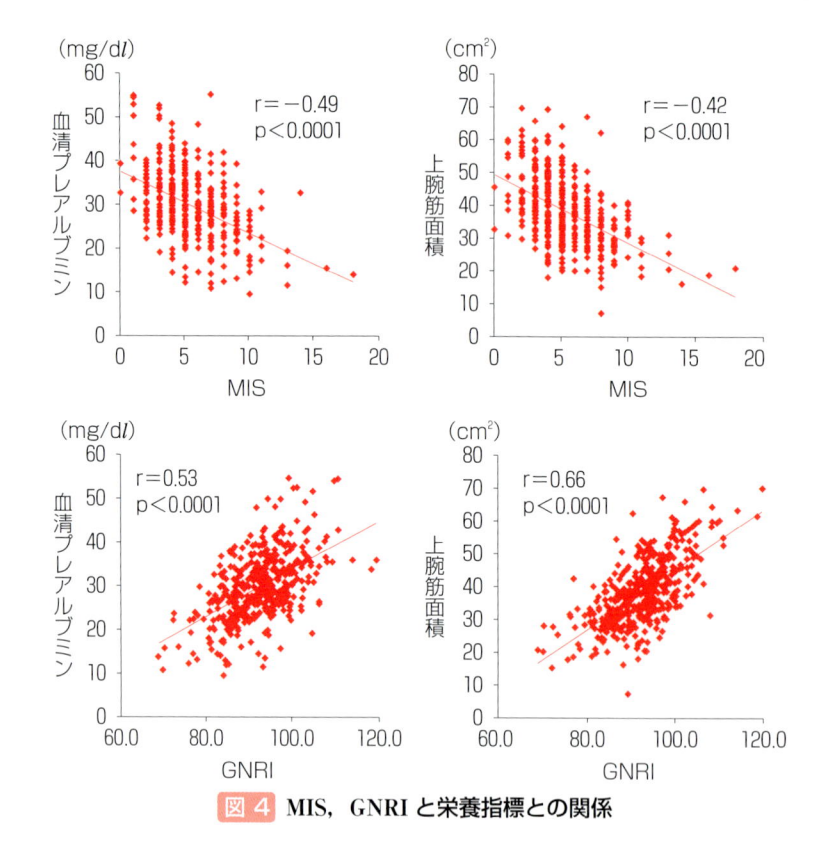

図4 MIS，GNRI と栄養指標との関係

とする．

　原法では，GNRI 値 82 未満を重度栄養障害リスク，82〜91 を中等度栄養障害リスク，92〜98 を軽度栄養障害リスク，99 以上をリスクなしと判定する．しかし，透析患者にこの値を適用すると栄養障害を多く拾いすぎるので，われわれは 91 以下を栄養障害リスク，92 以上をリスクなしと判定する暫定的な基準を設けてスクリーニングを行っている．

● 血液透析患者における各種栄養スクリーニングツールの有用性

　われわれは SGA，MIS，GNRI の有用性について，静岡県内 3 施設で血液透析を行っている患者 422 名に協力を得て検討を行った．各ツールの栄養状態判定結果と各種栄養指標との関係を調べた結果，MIS の感度（sensitivity）と特異性（specificity）がもっとも高かった．MIS は評価項目が多く手間がかかるが，患者の栄養状態をよく表すといえるので，栄養スクリーニングのみならず，ルーチンの栄養アセスメントツールとしても有用性が高いと考えられる．

　われわれの検討では，GNRI も優れた栄養スクリーニングツールであると思われた[17]．GNRI と MIS は有意に相関（$r=-0.67$，$p<0.0001$）し，血清プレアルブミンや上腕筋面積とも有意な正の相関を示した（図 4）．

● おわりに

　栄養スクリーニングツールは，簡便性と正確性の調和をとりながら簡易栄養アセスメントを行い，栄養障害の患者を抽出するよう設計されている．各ツールの性質は，簡便性と正確性のどちらに比重をおくかにより異なってくる．各施設の規模や用途に応じてツールを使い分けるのも一つの方法といえよう．

文　献

1) 日本透析医学会統計調査委員会：わが国の慢性透析療法の現況（1995 年，2005 年）
2) Detsky, A. S., McLaughlin, J. R., Baker, J. P., et al.：What is subjective global assessment of nutritional status ? J. Parenter. Enteral Nutr.　1987；11：8-13
3) Young, G. A., McLaughlin, J. R., Baker, J. P., et al.：Nutritional assessment of continuous ambulatory peritoneal dialysis patients：an intentional study. Am. J. Kidney Dis.　1991；17：462-471
4) Enia, G., Sicuso, C., Alati, G., et al.：Subjective global assessment nutrition in dialysis patients. J. Am. Soc. Nephrol. 1991；1：323
5) Steiber, A. L., Kalantar-Zadeh, K., Secker, D., et al.：Subjective Global Assessment in chronic kidney disease：a review. J. Ren. Nutr.　2004；14：191-200
6) Canada-USA（CANUSA）Peritoneal Dialysis Study Group：Adequacy of dialysis and nutrition in continuous peritoneal dialysis：association with clinical outcomes. J. Am. Soc. Nephrol.　1996；7：198-207
7) Kalantar-Zadeh, K., Kleiner, M., Dunne, E., et al.：A modified quantitative subjective global assessment of nutrition for dialysis patients. Nephrol. Dial. Transplant. 1999；14：1732-1738
8) Stenvinkel, P., Heimburger, O., Paultre,

F., et al.：Strong association between malnutrition, inflammation, and atherosclerosis in chronic renal failure. Kidney Int. 1999；55：1899-1911

9) National Kidney Foundation：Kidney Disease Outcomes Quality Initiative clinical practice guidelines for nutrition in chronic renal failure. Am. J. Kidney Dis. 2000；35：30-31

10) Jones, C. H., Wolfenden, R. C. and Wells, L. M.：Is subjective global assessment a reliable measure of nutritional status in hemodialysis？ J. Ren. Nutr. 2004；14：26-30

11) Kopple, J. D.：Pathophysiology of protein-energy wasting in chronic renal failure. J. Nutr. 1999；129：S247-S251

12) Bergstrom, J.：Why are dialysis patients malnourished？ Am. J. Kidney Dis. 1995；26：229-241

13) Kalantar-Zadeh, K., Ikizler, T. A., Block, G., et al.：Malnutrition-inflammation complex syndrome in dialysis patients：causes and consequences. Am. J. Kidney Dis. 2003；42：864-881

14) Kalantar-Zadeh, K., Kopple, J. D., Block, G., et al.：A malnutrition-inflammation score is correlated with morbidity and mortality in maintenance hemodialysis patients. Am. J. Kidney Dis. 2001；38：1251-1263

15) Afsar, B., Sezer, S., Ozdemir, F. N., et al.：Malnutrition-inflammation score is a useful tool in peritoneal dialysis patients. Perit. Dial. Int. 2006；26：705-711

16) Bouillanne, O., Morineau, G., Dupont, C., et al.：Geriatric Nutritional Risk Index：a new index for evaluating at-risk elderly medical patients. Am. J. Clin. Nutr. 2005；82：777-783

17) Yamada, K., Furuya, R., Takita, T., et al.：Simplified nutritional screening tools for patients on maintenance hemodialysis. Am. J. Clin. Nutr. 2008；87：106-113

（山田　康輔／熊谷　裕通）

〔初出：臨牀透析　vol. 23　no. 13　2007〕

第2章 栄養スクリーニング

② 栄養不良の定義
Definition of malnutrition

▶ **Key words** カシオコワ，アルブミン，栄養評価

●はじめに

透析を含む慢性腎臓病（chronic kidney disease；CKD）のステージ4, 5, 5Dの患者では，高率に栄養障害が出現し，合併症や生命予後と密接に関連することが知られている．このようなCKD患者における栄養障害は，protein-energy wasting（PEW）と呼ばれ，骨格筋などの体蛋白質の減少とエネルギー源（脂肪量，筋肉量）が不足した病態を特徴とする．

これまで，CKD患者の栄養障害は，一般の栄養不良に用いられるprotein-energy malnutrition（PEM）[1]や，栄養障害に慢性炎症と動脈硬化を合併する患者が多いことから，malnutrition-inflammation atherosclerosis（MIA）[2]症候群として捉えられていた．しかしながら，CKD患者における栄養障害の原因には，慢性炎症以外にも，異化亢進や代謝異常，透析液からの栄養素の喪失などさまざまな因子が関与していることから，2008年に，the International Society of Renal Nutrition and Metabolism（ISRNM）によってCKD患者の栄養障害PEWに関する診断基準が提唱された[3]．

本稿では，一般的なたんぱく質・エネルギー栄養障害（PEM）について概説した後，CKD患者における栄養障害の特徴をPEWの基準から解説する．

●たんぱく質・エネルギー栄養障害（PEM）

栄養不良は，通常長期にわたる経過を経て段階的に発現する．最初に血液あるいは組織中の栄養素あるいはその代謝産物の濃度が変化し，次に細胞内の生化学的機能や組織形態の変化が生じる．最終的に症状と徴候が現れ，罹病や死亡に至る．臨床的には，栄養不良，とくにPEMの発生は，基礎疾患の治癒効果を低下させ，感染症などの合併症を惹起する．外科手術後の縫合不全，創部治癒の遅れ，入院期間の延長なども生じる．PEMの臨床的意義はきわめて重大であり，日常

表1 たんぱく質・エネルギー栄養障害（PEM）の比較

	飢餓	カシオコア	マラスムス	マラスムス性カシオコア
栄養欠乏	エネルギー	たんぱく質	エネルギー・たんぱく質	エネルギー・たんぱく質
好発年齢	全年齢	離乳期以後	乳児	乳児
体重	著減	標準体重の60〜80％	標準体重の60％以下	標準体重の60％以下
肝肥大	なし	あり	なし	ある場合もあり
貧血	あり	あり	あり	あり
浮腫	なし	あり	なし	あり
皮膚の状態	乾燥性	湿・皮膚炎	乾燥性	湿・皮膚炎
下痢	重傷であり	あり	あり	あり
毛髪変化	なし	あり	なし	なし
食欲	あり	なし	あり	なし
精神障害	なし	あり	なし	あり
血清アルブミン	正常	低下	正常	低下
血液中脂質	低下	低下	やや低下	低下
ミネラル類	不足状態	不足状態	不足状態	不足状態
ビタミン類	不足状態	不足状態	不足状態	不足状態

の栄養管理を絶えず念頭におくべき事項である．

　たんぱく質とエネルギーの欠乏症を一括してPEMと呼ぶ．PEMの典型的な例は，カシオコア（kwashiorkor），マラスムス（marasmus）である．両者の中間型をマラスムス性カシオコワという．PEMは乳幼児に多いが，成人においても飢餓時，消化吸収障害患者，慢性呼吸不全症患者などにおいて発生する（**表1**）．

1．カシオコア（kwashiorkor）[4]〜[6]

　エネルギー摂取量は充足しているが，摂取たんぱく質の量的・質的不足が原因となり発症する．カシオコアでは炭水化物は摂取しているので，インスリン分泌は促進されている．このことより，脂肪組織の貯蔵脂肪を分解し遊離脂肪酸を産生する経路と，肝臓において遊離脂肪酸を酸化しケトン体を産生する経路がブロックされる．さらに，筋蛋白質の分解によるアミノ酸供給も減少するので，肝臓における蛋白質合成は低下する．血清アルブミン，血清鉄結合能，トランスフェリンなどの内臓蛋白質が低下し浮腫が出現する．脂肪組織や骨格筋は分解されず維持されるため体重減少は軽度である．リンパ球や細胞性免疫が著明に低下し，易感染性状態となる．

〈典型的な症状〉

　典型的な症状としては，浮腫と肝臓肥大を呈する．初期症状としては，無気力，食欲不振がみられる．子どもは食べることを拒絶し，活気がなくなる．浮腫，発育遅延，筋肉の消失，精神運動障害の四症状は常にみられる．浮腫は，脛骨の前

下方から始まり，足背，足首，下肢など全体へ拡がる．手背，大腿，背中，上肢，顔面にも現れる．腹水はまれである．発育遅延がみられる．体重は正常の60〜80％くらいまで減少し，身長はやや低下する．体重減少は浮腫のためにわからないことが多い．また，筋肉の消失もみられる．上腕の周囲は浮腫がほとんど生じないため，この部位を測定することで筋肉量の評価ができる．筋萎縮に皮下脂肪の消失は伴わない．精神運動障害は特徴的であり，ほとんどの場合現れる．無気力，無感情，悲しげな表情，臆病そうにみえ，刺激されやすい．じっと動かないで，時にはほとんど嗜眠状態になる．脳内にも浮腫が起こることが原因であると考えられている．さらに，皮膚炎や表皮の脱落など皮膚障害が著しい．毛髪は細くなり，毛根は脆弱になり脱毛しやすくなる．髪の色は変色して明るくなる．悪化と再燃を繰り返すと髪の色が縞状にみえる場合がある．

消化器障害としては食欲不振がみられる．胃液分泌，膵外分泌は低下する．小腸の蠕動運動は低下し，小腸粘膜の萎縮がみられる．乳糖不耐症など吸収障害が起こり，下痢はしばしば起こる．血清総蛋白質濃度は著しく低下する．正常では6〜8 g/dl であるが4.0〜4.5 g/dl に低下する．とくに血清アルブミン値は低下が顕著であり，正常では3.5〜5.5 g/dl であるが2.0 g/dl 未満に低下し1.0 g/dl 以下に減少することもある．

2. マラスムス（marasmus）[4〜6]

エネルギーとたんぱく質の両者が同時に欠乏して発症する．とくにエネルギーの欠乏が多い．ほとんどの発展途上国において存在し，とくに18カ月齢以下の幼児に多く発生する．成人，とくに高齢者においてもマラスムスはみられ，食道癌などにより経口摂取不可能な患者においてみられる．

マラスムスにおいては，エネルギーの摂取量が必要量に対して不十分なため，身体内の蓄えから不足分を引き出すことになる．血漿中のグルコース濃度を適切に維持するために，肝臓のグリコーゲンが使い果たされると，骨格筋蛋白質はアミノ酸に分解され，アミノ酸は糖新生を介して消費される．同時に貯蔵脂肪中のトリグリセリドが遊離脂肪酸に分解され，神経系を除く大部分の組織のエネルギーとして利用される．肝臓では脂肪酸はアセチル-CoAにまで酸化されるが，アセチル-CoAはTCA回路で利用されず，ケトン体に変換される．ケトン体は血液中に放出され，脳や他の器官でエネルギーとして用いられる．肝臓における蛋白合成のためのアミノ酸は，筋肉から供給されるので，血漿中の蛋白質濃度の減少の度合いは，カシオコアよりマラスムスのほうが少ない．

〈典型的な症状〉

症状としては，著しいやせがみられる．筋肉は消耗し皮下脂肪はほとんどない．肝肥大と浮腫はみられず，血清アルブミン値は正常であり，低下しない．食欲はあるが下痢しやすい．体重は該当年齢に対する標準体重の60％未満で身長も標準より低い．著明な筋肉の消耗により細い手足となり筋肉容積が著減する．呼吸

器感染，結核，寄生虫病，慢性炎症などの感染症を併発する．髪は正常であるが，とくに細くて乾燥している．脱色することはない．血清中のアミノ酸バランスは保たれている．

●たんぱく質・エネルギー栄養障害の指標

多くの検査値が，栄養状態に関連しており，たんぱく質・エネルギー栄養障害に対応する変化を反映する．

1. 血清アルブミン（Alb）

低アルブミン血症の診断基準は定まっておらず，種々の基準が用いられている．逆に上昇するときには，脱水があることが多い．臨床上よく用いられるのは，浮腫があるときにその原因としてアルブミン低下を疑い，また，低カルシウム血症のときにアルブミン値で補正するというような使い方がなされている．血清アルブミンの半減期は2～3週間程度であり，比較的長期の変化を示す．

アルブミン値は低栄養の指標として感度は比較的高いが，特異的ではないため，必ずしも栄養評価の良い指標ではない．アルブミン値は栄養だけでなく，手術，感染症などの炎症に大きく作用される．栄養補給により体重あるいは欠乏症は治療できるが，栄養補給だけでは，感染症などが治癒しないかぎりアルブミン値は改善しない．逆に，栄養状態とは無関係に，感染症が改善すると，自然にアルブミン値は改善することが多い．

アルブミンとCRPを同時に測定し，アルブミン値の低下に炎症が関与していないかどうか確認する．CRPが改善してもアルブミン値が改善しないときには栄養の問題がある可能性が強くなる．ただ両者の時相は異なっており，アルブミンは長期間の変化を表すし，CRPは短期間の変化を表す．アルブミン値は栄養のリスクと代謝亢進状態（感染症，創傷などの侵襲）のリスクの両方を表しているため，予後とは非常に密接に関係している[4]～[6]．

2. CRP（C-reactive protein）

炎症性サイトカインの刺激により，肝臓で合成される急性相反応蛋白である．炎症の際にはCRP以外にも，α_1アンチトリプシンなどの合成が促進される．肝臓で合成されるが，肝疾患があっても炎症により増加する．グラム陰性桿菌の感染症では上昇が著明となるが，ウイルス感染症では軽度の上昇に留まることが多い．また，組織の破壊（火傷，外傷，手術）などでも上昇する．アルブミンなどの栄養評価の蛋白を測定する際には，参考としてCRPを同時に測定する．CRPが上昇しているときは，負の急性相反応蛋白（アルブミン，プレアルブミン，レチノール結合蛋白）の合成は低下し，分解の方向に作用する．このため，CRPが高値を示すときには，アルブミン値などは栄養的な指標にはならない．CRPが改善するとプレアルブミンなどのrapid turnover proteinが上昇し始める．それ

に遅れてアルブミン値が改善する．CRPが改善しても，アルブミン値が改善しない場合には栄養不足の可能性がある．

3. rapid turnover protein

半減期の短い血清蛋白は，変動幅も大きく，短期間の栄養状態の評価に用いられる．これらもアルブミンと同様に，栄養不良に特異的でなく，基礎疾患（手術，感染症など）に大きく影響される．ともに負の急性相反応物質であるため，炎症などでは低下する．CRPを同時に測定する．CRPが低値の場合には栄養の指標として利用できる可能性がある．トランスフェリンは半減期が1週間である．鉄の状態，造血状態などにより影響される．他の2つの蛋白（プレアルブミン，レチノール結合蛋白）に比べると栄養評価の指標として用いられることは少ない．プレアルブミンの半減期は2日程度である．肝臓で合成されるため，肝疾患で低値を示し，ネフローゼや甲状腺機能亢進症で高値を示す．レチノール結合蛋白も肝臓で合成されるため，肝疾患やビタミン欠乏により低下する．

4. ヘモグロビン（Hb）

低栄養になると，アルブミン値とほぼ並行してヘモグロビン値も低下する．アルブミンよりもさらに他の因子の関わりが大きく，鉄，あるいは葉酸，ビタミンB_{12}などの影響を受け，また出血や造血能の変化により値が変動する．貧血がみられる場合には，その成因を推定するために，赤血球のサイズ（平均赤血球容積；MCV）を見る．サイズが大きい場合（MCV＞100）には葉酸，ビタミンB_{12}の欠乏，小さい場合（MCV＜80）には鉄欠乏性貧血，症候性貧血などを考える．

5. リンパ球数

低栄養になり，細胞性免疫が低下するということから，リンパ球数が栄養の指標として用いられている．感染症，造血などの影響を受け，変動も大きく，栄養状態の経過を追うために使うことには，必ずしも適切な指標ではない．

6. コレステロール（T-chol）

低栄養により合成が低下して，コレステロールの低下がみられることがある．低い場合（150 mg/dl以下のとき）には低栄養を考えるが，低アルブミン血症が存在するときには，低栄養であっても，浸透圧の維持のために逆に増加することがあるので注意を要する．

7. 尿素窒素（UN）

尿素窒素は，蛋白が分解されアンモニアが生じ，それが肝臓などで水に溶けると無害な尿素になる．腎臓で排泄されるため，クレアチニンとともに腎機能の指標として用いられているが，腎障害以外にも血清尿素窒素（BUN）は種々の病

態で増加することが知られている．BUN とクレアチニンの比が種々の病態の鑑別に用いられている．蛋白の分解が起こる状態で高値になるが，異化亢進，たんぱく質の過剰摂取などによる．BUN はたんぱく質摂取量を評価するときにも用いられる．BUN が低値（＜8 mg）のときはたんぱく質摂取量が不足していることを示す．BUN は腎臓で再吸収されることより，BUN/クレアチニン比は脱水では上昇する．消化管出血は消化管内の血液が細菌により分解され，アンモニアを生じる．これが血流に入り，肝臓で BUN に変換される．尿中の尿素窒素の排泄量は，蛋白の分解量に比例する．代謝亢進により，蛋白の必要量が増しているかどうかを検討するのに使用される．尿素窒素は蛋白質分解の最終産物であるため，尿中の尿素窒素から体内での蛋白質分解量を推定できる．

8．クレアチニン（Cr）

クレアチニンは筋肉中に含まれており，これが一定割合で血液中に出て，腎臓で排泄される．BUN と同じように腎機能の指標として用いられている．腎機能に異常がない場合には，血清クレアチニン値は筋肉量に比例する．したがって，男性のほうが女性より一般的に高い値を示し，体格に大きく影響される．クレアチニンは腎機能がかなり悪くなるまで上昇しないことが特徴である．栄養指標として，筋肉量の減少をみるために用いられることがある．血清クレアチニン値が 0.6 mg/d*l* 未満では筋肉の消耗を考える．

●透析患者における protein-energy wasting（PEW）

透析患者における特徴的な栄養障害である PEW は，生存率に大きく関与することから，重要な問題となっている．PEW は体蛋白質とエネルギー源（筋肉量・脂肪量）の減少が特徴的にみられ，適切な管理を行わなければ徐々に進行し重篤化する．前述した PEM が，おもに栄養摂取の不足に伴って起こるのに対し，PEW は，透析に伴って生じる異化亢進，炎症，透析液からの栄養素の喪失，グルコース利用率の低下（インシュリン抵抗性），内分泌的な異常などがおもな原因となる[3]．表 2 に，PEW のおもな原因と引き起こされる病態について示した．

PEW では，食欲不振による摂食量不足も起こるが，PEM のように栄養補給だけでは，完全に病態の改善がみられないことが大きな問題である．これは，PEM においては全身の代謝回転が低下しているのに対し，PEW では炎症性サイトカインなどにより，むしろ代謝回転が亢進していることに起因する．この点に注意して診療計画並びに栄養管理を行わないと，改善が見込めないのが PEW である．

PEW の早期には，体液・電解質・酸塩基平衡の異常や尿毒素の作用，胃運動障害，食欲増進ホルモンであるグレリンに対する反応の低下などにより食欲低下が生じ，食事摂取量の減少が観察されるとともに関連マーカーの上昇がみられ始

表2 protein-energy wasting（PEW）の原因と病態の特徴

＜原　因＞
- 透析中の栄養素喪失
- 栄養素摂取不足，食事制限の指示
- 内分泌異常，ビタミンD欠乏，PTH上昇，糖尿病，インシュリン/シグナルの低下
- 合併症：糖尿病，心血管疾患，感染，加齢
- 食欲不振，アシドーシス，貧血
- 炎症性サイトカインの産生上昇
- 酸化およびカルボニルストレス
- 透析治療関連因子：AVグラフト，透析膜
- 体液過剰

＜病　態＞
- アルブミン，トランスサイレチン，脂質の減少
- CRP上昇
- 体重・BMI・体脂肪の減少，サルコペニア
- 死亡率・入院の増加，QOLの低下
- 動脈硬化性心疾患，血管石灰化

PTH：parathyroid hormone, BMI：body mass index, QOL：quality of life
〔Fouque, D., et al：Kidney Int. 2008；73：391-398[3]を改変して引用〕

める．PEWが進行すると，身体測定指標，体組成，生化学検査指標や，蛋白質代謝，糖代謝，脂質代謝などにさまざまな異常を呈するようになる．PEWが重篤化した状態を，悪性腫瘍や白血病の末期に出現する病態と同じく悪液質（cachexia）と定義しており，悪液質まで進行すると非可逆的となり有効な治療法がないことから，死亡率が上昇することが知られている．

● PEWの診断基準（表3）

　　CKD患者のPEWは血液生化学検査，体組成，筋肉量，食事摂取量の四つのカテゴリーの項目から判断する[3]．四つのカテゴリーのうち，1項目でも該当するカテゴリーが三つ以上ある場合はPEWと診断される．また，2〜4週間の間隔を空けて，3回以上評価することが望ましいとされている．

　　さらに注釈として，以下のことが示されている．生化学的指標として，血清アルブミン，血清プレアルブミン，コレステロールが示されているが，尿中や消化管での蛋白質の喪失や，肝臓病，コレステロール低下薬の服用によって低値を示す．とくに，血清アルブミンは，PEMの項でも述べたように，栄養障害以外の多くの因子によって低下することに加え，測定方法によっても異なることから注意が必要である．その他，PEWの患者では，CRPなどの炎症性マーカーや，IL-6などのサイトカインも上昇することが報告されているが，表3の診断基準には含まれていない．

　　BMIは，水分量の影響を受けるため，透析後のドライウエイト（DW）で計算

表3 CKD 患者における protein-energy wasting（PEW）の診断基準

カテゴリー	項　目
生化学検査	・血清アルブミン；＜3.8 g/dl（Bromcresol Green 法） ・血清プレアルブミン（トランスサイレチン）；＜30 mg/dl（透析患者のみ，CKD ステージ 2〜5 では GFR レベルによって測定値が異なる ・血清コレステロール；＜100 mg/dl
体格指標	・BMI；＜23 kg/m^2（日本人＜18.5） ・意図的でない体重減少；3 カ月で 5 ％以上，または 6 カ月で 10 ％以上 ・体脂肪率；＜10 ％
筋肉量	・筋肉の消耗；3 カ月で 5 ％以上，または 6 カ月で 10 ％以上 ・上腕筋面積；基準値の 50 パーセンタイル値から 10 ％以上減少 ・クレアチニン出現率
食事摂取量	・意図的でないたんぱく質量摂取の低下 　透析患者　＜0.8 g/kg/day が少なくとも 2 カ月以上継続 　CKD ステージ 2〜5　＜0.6 g/kg/day ・意図的でないエネルギー摂取量の低下 　25 kcal/kg/day が少なくとも 2 カ月以上継続

四つのカテゴリーのうち，1 項目でも該当するカテゴリーが三つ以上ある場合を，PEW とする．
2〜4 週間の間隔を開けて少なくとも 3 回の評価をすることが望ましい．
CKD：chronic kidney disease，GFR：glomerular filtration rate，BMI：body mass index

する．また，上腕筋囲面積は，日本人の性別・年齢別中央値（50 パーセンタイル値）と比較して 10 ％以上低下している場合を PEW とするが，熟練した者が測定する必要がある．体組成の測定には，DEXA（dual energy X-ray absorptiometry）法や，近赤外線法，生体電気インピーダンス法の使用が可能である．クレアチニン出現率（creatinine appearance）は，24 時間の蓄尿と，透析排水中のクレアチニンを測定することによって推定する．PEM と同様に簡易な方法として血中クレアチニンを測定して推定している報告もあるが，クレアチニンは消化管で一部分解され，また腎機能不全により血中クレアチニン値が顕著に高値な患者では，クレアチニン分解速度が上昇するために，クレアチニン出現率で評価することが望ましい．またクレアチニンは，筋肉量と肉の摂食によって影響されるので注意が必要である．

　食事摂食量の調査については，食事記録やインタビューによる調査または，標準化蛋白異化率（normalized protein catabolic rate；nPCR），標準化窒素出現率（normalized protein nitrogen appearance；nPNA）にて評価する．

●透析患者の栄養スクリーニング法

　PEW が進行する前に栄養障害を早期に発見して介入することは重要である．わが国の透析患者数が増加の一途をたどる現在，PEW を有する患者や，PEW に陥る可能性がある患者をいかに効率的にスクリーニングするかが課題となる．透

析患者における栄養スクリーニング法としては，一般によく用いられている主観的包括的評価（subjective global assessment；SGA）と，その変法であるCanada-USA study-based（CANUSA）versionや，dialysis malnutrition score（DMS）に加え，malnutrition-inflammation score（MIS）が用いられてきた．米国腎臓財団（National Kidney Foundation）によるKidney Disease Outcomes Quality Initiative（K/DOQI）が推奨するCANUSA versionは，各評価項目に1〜7点で点数をつけ判断する方法である．またMISは，マラスムスと炎症を同時にもつmalnutrition-inflammation complex syndrome（MICS）を評価するために，従来のSGA 7項目にBMI，血清アルブミン，総鉄結合能の3項目を加えた10項目で評価する方法である．しかしながら総鉄結合能を含むため，日常的なスクリーニングには不向きである．

日本では，山田らが高齢入院患者を対象とし，術後の合併症の発症を予測するNutrition Risk Index（NRI）を算出できるように作成されたGeneric Nutrition Risk Index（GNRI）が透析患者の栄養評価に有用であることを報告している[7]．血清アルブミン値，身長，体重から算出する簡便な方法であり，MISと有意の相関を示し，栄養障害のあり，なしの診断は79％一致を示した．

GNRI＝14.89×血清アルブミン値（g/dl）＋41.7×（ドライウエイト/標準体重）

標準体重＝身長（m)^2×22

ただし，標準体重よりドライウエイトが多い場合には，ドライウエイト/標準体重を1とする．透析患者では，91.2未満を栄養障害のリスクあり，91.2以上をリスクなしと判定する．

今後，透析患者の簡便で精度の高いスクリーニング法を確率するには，まだ多くの検証が必要であるが，透析患者が増加する現代において早期の実現が望まれる．

透析患者における栄養障害リスクの早期介入例

症例　70歳代，女性
原疾患：糖尿病性腎症（透析歴10年）
身長155.0 cm，入院時体重45.2 kg（むくみ，胸水あり），DW 43 kg（BMI 17.9），
標準体重52.9 kg
ADL：独歩
患者背景：一人暮らし

▶ 現病歴：20年前よりインシュリン注射導入．大動脈弁狭窄症・洞結節不全症候群にてペースメーカー埋め込み．

▶ 指示栄養素量
- 指示エネルギー量　1,500 kcal（30 kcal/kg 標準体重）
- 指示たんぱく質量　50.0 g（1.0 g/kg 標準体重/day）

▶ 経過

　一人暮らしであり，ほとんどを自炊．週3回透析中．透析時に血圧低下あり，十分に除水できず心不全が悪化し入院．食欲低下および倦怠感，並びに2カ月前から下義歯不調のため食事摂取量の低下が認められた．入院前の自宅での食事は厳密な制限なく，エネルギー1,000 kcal，たんぱく質は40 g，飲水1,200 m*l* 程度を摂取していた．PEWの診断基準より，生化学検査（Alb），体格指標（BMI），食事摂取量（たんぱく量，エネルギー量）が該当し，PEWと診断される．また，GNRIは82.3であり，栄養障害のリスクありと判定された．その後，透析による除水で心不全改善傾向，胸水軽減．透析時に昇圧薬内服を開始し，顕著な血圧低下なし．その後むくみなく除水が進み，2週間後の体重は43.2 g，1カ月後の体重は43.8 kg であった．

　入院時は，945 kcal 程度のエネルギー摂取状況であり，本人は義歯がなく噛めないため，軟飯でも硬いとのことで，ご飯もおかずとも増やすことは困難であった．そこで低たんぱくおやつ（500 kcal）を追加したが，嗜好に合わず破棄していた．また，口渇があり補食のクッキーや煎餅は堅く水分が必要，ゼリーは甘く食べられないとのことであった．それに伴い，除水は順調にもかかわらず栄養状態が悪化した．医師と相談し，水分はできるだけ増やさず，1,500 kcal 摂取できる工夫をし，栄養状態の改善を試みた．

　中鎖脂肪酸（MCT）などの油脂類で150 kcal，アガロリーゼリー150 kcal，リーナレンLP 200 kcal（たんぱく質2 g，水分95 m*l*）で，1,500 kcal にした．水分摂取は750 m*l* であった．退院後の食事指導として，病院食の内容・量を目安として，塩分・水の制限を守って，しっかり食事（エネルギー確保）するよう指導するとともに，腎臓病補助食品や配食サービスの利用を勧めた．その結果，下記の表のように徐々に摂食量の改善がみられ，体重の増加傾向を示した．さまざまな食事低下の要因があるが，早期に介入したことによって改善傾向がみられたものと思われる．

	体重	Alb	Cr	BUN	CRP	GNRI
1年前	45.8	3.6	5.8	38	—	89.7
入院時	45.2（DW 43）	3.2	3.8	22	0.62	82.3
1カ月後	43.8	3.3	7.0	44	0.3	83.7
3カ月後	44.6	3.5	6.5	48	—	87.3

●おわりに

　一般的なたんぱく質・エネルギー障害（PEM）と，透析患者の栄養障害（PEW）について概説した．栄養不良の診断は血液検査のみでは不十分なことが多く，体重減少，食事摂取状況，代謝亢進状態などの所見を参考にして総合的に診断すべきである．検査だけに頼ることなく，病歴の聞き取り（とくに栄養状態，食事に関するものを詳しく），診察所見なども重要である．とくに透析患者では，さまざまな理由で栄養障害に陥ることが多く，生命予後に大きくかかわることから，重要な問題として捉えることが必要である．今後は，これら基準やスクリーニング法をもとに早期に栄養障害を発見・把握し，適切な管理を行うことが大切である．

文　献

1) Kalantar-Zadeh, K. and Kopple, J. D.：Relative contributions of nutrition and inflammation to clinical outcome in dialysis patients. Am. J. Kidney Dis.　2001；38；1343-1350
2) Stenvinkel, P., Heimburger, O., Paultre, F., et al.：Strong association between malnutrition, inflammation, and atherosclerosis in chronic renal failure. Kidney Int.　1999；55：1899-1911
3) Fouque, D., Kalantar-Zadeh, K., Kopple, J., et al.：A proposed nomenclature and diagnostic criteria for protein-energy wasting in acute and chronic kidney disease. Kidney Int.　2008；73：391-398
4) Gabay, C. and Kushner, I.：Acute-phase proteins and other systemic responses to inflammation. N. Engl. J. Med.　1999；340：448-454
5) McClave, S. A., Mitoraj, T. E., Thielmeier, K. A., et al.：Differentiating subtypes (hypoalbuminemic vs marasmic) of protein-calorie malnutrition：incidence and clinical significance in a university hospital setting. J. Parenter. Enteral. Nutr. 1992；16：337-342
6) Fuhrman, M. P.：The albumin-nutrition connection：separating myth from fact. Nutrition　2002；18：199-200
7) Yamada, K., Furuya, R., Takita, T., et al.：Simplified nutritional screening tools for patients on maintenance hemodialysis. Am J. Clin. Nutr.　2008；87：106-113

（伊藤美紀子／辰巳佐和子／宮本　賢一）

〔初出：臨牀透析　vol. 24　no. 1　2008〕

第2章 栄養スクリーニング

③ 栄養管理プログラム

Nutrition management program

▶ **Key words** 慢性腎不全，栄養管理，腎機能改善外来

● はじめに

　慢性腎不全患者といっても，原疾患，年齢，病期，生活など背景はさまざまである．若年で腎機能低下も軽度であり，食欲旺盛，栄養状態も良好な患者から，高齢の末期腎不全・透析患者で，栄養状態も悪く食欲のないような患者まで幅広いので，患者に応じた栄養管理や指導を行うことが必要である．近年，透析導入患者の高齢化や，糖尿病性腎症患者の増加に伴い，透析導入期の患者は栄養不良を呈していることが多い．栄養状態は，導入後生命予後に大きく影響するので，栄養不良状態を起こさないように努める必要がある．

　栄養不良の最大の要因は，摂取量，すなわちエネルギー摂取不足である．闇雲な保存期腎不全・透析患者への低たんぱく食・低リン食の推進は，低栄養状態をつくりかねない．栄養管理は，薬物療法と生活指導と同様に重要であり，患者一人ひとりに合った綿密な栄養管理計画を作成することが望まれる．

　われわれの施設では，栄養士が，医師，薬剤師，看護師，ソーシャルワーカー（MSW）とともに密な連携をとり，栄養管理を薬物療法，生活指導とともに集約的に行う専門外来（腎機能改善外来）を設立し，栄養管理をチーム医療の重要な位置づけとして，腎不全の進行抑制効果に成果をあげている．栄養管理により，腎機能低下の進行を抑制することは，合併症のリスクを低下することに直結し，ひいては日本の医療経済においても重要な役割を担うと期待される．

● 栄養管理プログラム（栄養管理の流れ）

1. システム

　食事療法・指導が有効かつ安全に行われるためには，適正な患者教育，正確なコンプライアンス評価や，正確な栄養アセスメントなどができる優秀な技術とシステムが必要である．栄養管理を徹底するうえで，**図1**のような流れを，筆者達

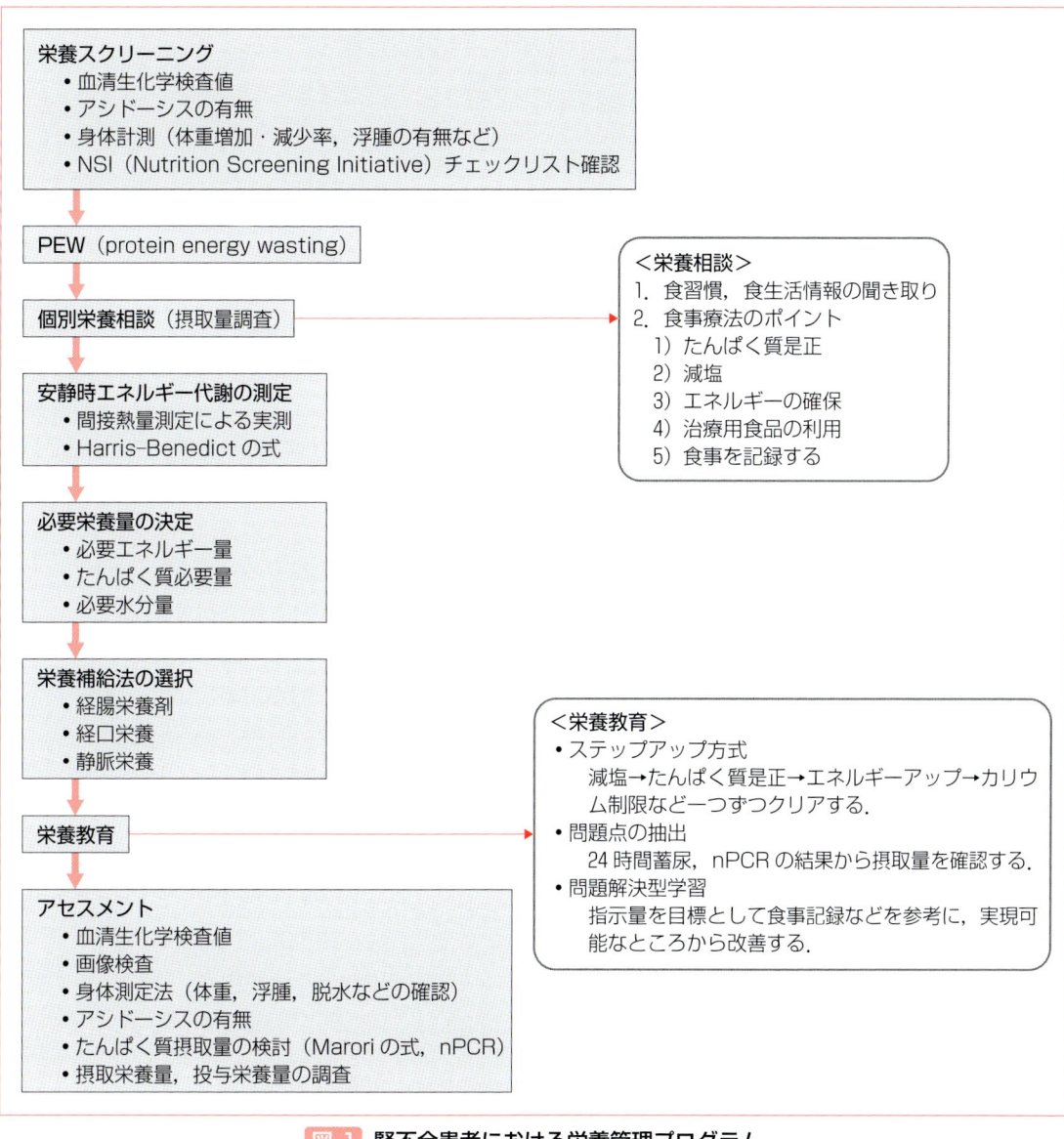

```
┌─────────────────────────────────────┐
│ 栄養スクリーニング                    │
│  ・血清生化学検査値                   │
│  ・アシドーシスの有無                 │
│  ・身体計測（体重増加・減少率，浮腫の有無など）│
│  ・NSI（Nutrition Screening Initiative）チェックリスト確認 │
└─────────────────────────────────────┘
            ↓
┌─────────────────────────┐
│ PEW（protein energy wasting）│
└─────────────────────────┘
            ↓                              ┌─────────────────────────────┐
┌─────────────────────────┐ →             │ ＜栄養相談＞                  │
│ 個別栄養相談（摂取量調査）    │              │ 1. 食習慣，食生活情報の聞き取り │
└─────────────────────────┘               │ 2. 食事療法のポイント         │
            ↓                              │   1）たんぱく質是正            │
┌─────────────────────────┐               │   2）減塩                     │
│ 安静時エネルギー代謝の測定    │              │   3）エネルギーの確保         │
│  ・間接熱量測定による実測     │              │   4）治療用食品の利用         │
│  ・Harris-Benedict の式    │              │   5）食事を記録する           │
└─────────────────────────┘               └─────────────────────────────┘
            ↓
┌─────────────────────────┐
│ 必要栄養量の決定              │
│  ・必要エネルギー量           │
│  ・たんぱく質必要量           │
│  ・必要水分量                │
└─────────────────────────┘
            ↓
┌─────────────────────────┐
│ 栄養補給法の選択              │
│  ・経腸栄養剤                │              ┌─────────────────────────────┐
│  ・経口栄養                  │              │ ＜栄養教育＞                  │
│  ・静脈栄養                  │              │ ・ステップアップ方式           │
└─────────────────────────┘               │   減塩→たんぱく質是正→エネルギーアップ→カリウム │
            ↓                              │   制限など一つずつクリアする．  │
┌─────────────────────────┐ →             │ ・問題点の抽出                │
│ 栄養教育                    │              │   24時間蓄尿，nPCRの結果から摂取量を確認する． │
└─────────────────────────┘               │ ・問題解決型学習              │
            ↓                              │   指示量を目標として食事記録などを参考に，実現可能 │
┌─────────────────────────┐               │   なところから改善する．       │
│ アセスメント                 │              └─────────────────────────────┘
│  ・血清生化学検査値           │
│  ・画像検査                  │
│  ・身体測定法（体重，浮腫，脱水などの確認） │
│  ・アシドーシスの有無         │
│  ・たんぱく質摂取量の検討（Maroriの式，nPCR） │
│  ・摂取栄養量，投与栄養量の調査 │
└─────────────────────────┘
```

図1 腎不全患者における栄養管理プログラム

は考えている．栄養士のみならず，異なった職種の人たちが1人の患者に対して，同じ目標と責任，情報を共有することは，栄養管理上重要である．しかし，実際の診療のなかで実践していくには，いくつかの問題点があげられる．① 現行の外来形態（医師が5〜10分で，患者のみを対象に診療）では限界があること，② 医師の診察室と栄養管理指導室が離れていて連携が困難であること，③ 家族の協力が不十分であること，④ 食事療法が不十分なため，薬物の効果が得られにくいことなどである．以上のような問題点を解決するために，当施設では栄養管理の重要性を考慮して，医師と隣接した部屋に管理栄養士が常在し，家族を含めて診療および指導が行える外来形態（**図2**）をとっている．

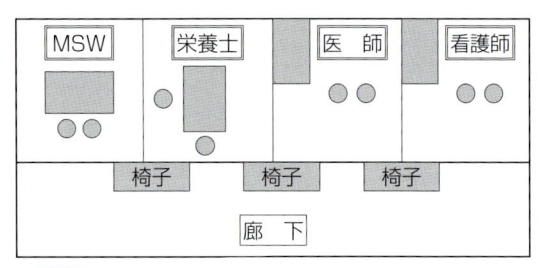

図2 当院における腎機能改善外来診察・指導室

2. 栄養スクリーニング

　栄養スクリーニングは必要で，まずNSI（Nutrition Screening Initiative）[1]の利用や身体計測，生化学検査を図1に示すごとく行う．これらは，栄養指導や食事療法における評価にもつながり，患者自身の食事療法に対してのモチベーションの持続につながる．また，スクリーニングの際に，腎不全患者の栄養不良の要因としてアシドーシスの存在があげられる[2,3]．腎不全患者の大部分がアシドーシス状態であり，アルブミン合成などを抑制する原因となりうる．K/DOQIガイドラインでは，HCO_3^-濃度22 mEq/l以上に維持することが推奨されている（参考URL[1]）ので，スクリーニングでは，アシドーシスの診断と是正が必要である．

　これら栄養スクリーニングにより，さまざまな患者の問題点があげられる．この問題点に対して，栄養士のみならず各医療従事者が共同して対処できるように，POS（problem-oriented-system）による実践が必要であると思われる[4]．POSを実践するため，診療記録は，POMR（problem-oriented medical record）とする．具体的には，以下にあげる基礎データ収集，問題リスト作成，初期計画作成，経過記録に区分し記載するのが有効である．

　① **基礎データ収集**：患者から直接，栄養情報を収集する．NSIチェックリストの利用：栄養評価〔身長，体重，標準体重，BMI（body mass index），体重変化，上腕三頭筋部皮下脂肪厚，上腕周囲，生化学・血液ガス検査など〕，経口摂取の評価．

　② **問題リスト作成**：食事療法の教育と指導を実施するうえでの問題点を明確にする．食生活習慣，栄養素の過不足，アシドーシスの有無，食環境因子，社会的背景など．

　③ **初期計画作成**：最初に患者と面談したときの諸問題に対応する診療・治療・教育の計画を作成する．i) 診断的計画：栄養状態把握のための計画，ii) 治療的計画：必要栄養量の決定，アシドーシスの是正，栄養補給法の選択，iii) 教育的計画：患者や家族に対する栄養教育の計画．

　④ **経過記録**：栄養療法・教育の内容を，S.O.A.P. 形式にて記載する．S（subject data）：主観的データで，患者自身・家族が訴えた内容の記載．O（objective data）：客観的データで，摂取エネルギー量，摂取栄養素量，身体測定値，血液

検査値の記載．A（assessment）：評価・考察の記載．P（plan）：診断的・治療的・教育的計画の記載．

3. 食事摂取量の判定

保存期腎不全においては，摂取たんぱく質は摂取食塩量とともに 24 時間蓄尿サンプルから算出できる[5]．24 時間蓄尿は患者にとっては簡単ではないが，食事療法実施上有用であるので，ぜひ，実施していただきたい検査である．透析患者の場合の多数は，無尿であることが多いので，やむをえず，理論に基づいた protein catabolic rate（nPCR）[6]を利用する．

4. 食事療法の評価

実施された栄養療法，教育の評価や考察を記載する．血液検査結果などの診療録より得た情報，身体検査値などから患者の病態を把握し，計画に沿って実施した栄養療法の効果を評価する．

●当院における食事療法の患者指導

当院では，以下のような食事療法の達成度・患者コンプライアンスの評価を行い，患者にわかりやすい指導を心がけている（表 1）．

表1 栄養指導評価

〈食事療法の達成度〉
　5：指示範囲の前後 25 % 以内
　4：指示範囲の前後 25〜50 %
　3：指示範囲の前後 50〜75 %
　2：指示範囲の前後 75〜100 %
　1：指示範囲の 100 % 以上
〈患者コンプライアンス〉
　A：食事療法を認識する．
　B：家庭や外食での食事の摂り方に気をつけるように意識し始めた．
　C：食事内容が少しずつ改善され始めた．
　D：食事内容がさらに改善され食事療法が継続している．

栄養管理プログラム実施の実例

症例　57歳，男性
疾患名　慢性腎不全（2004年9月 腎機能改善外来受診）
身長 167.0 cm，体重 60.0 kg，BMI 21.5，標準体重 61.4 kg，
患者背景：調理担当者 本人，家族あり．治療用特殊食品利用あり

▶ 食事指示

- 指示エネルギー　2,150 kcal（35 kcal/標準体重 kg/day）
- たんぱく質摂取量　30 g（0.5 g/標準体重 kg/day）
- 食塩摂取量　5 g（当院基準）

　この患者は，積極的に食事療法に取り組み，自分で調理し食事療法を開始した．腎機能改善外来に通院し始めて，3年以上になる．たんぱく質制限は，きちんと守れており，30 g/day を超えることはまずない．食塩制限は，重曹 1.5 g/day 服用中であり，食塩摂取がやや甘くなるものの，長期にわたってよく守れている．腎機能の増悪はなく，血清クレアチニン（Cr）はむしろ低下しており，腎機能は改善しているといえる症例である．図3 に，Maroniの式から計算した食事たんぱく質摂取量と食塩摂取量の変化を示した．

図3　症例の24時間蓄尿結果

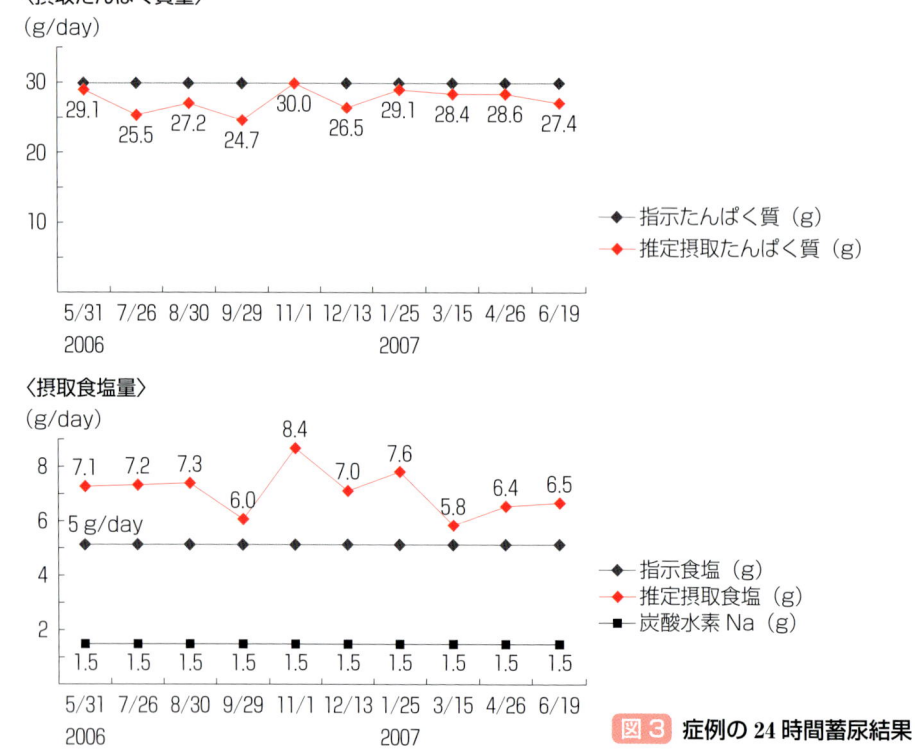

▶ **栄養指導評価**（表1より）
- 食事療法の達成度：2
- 患者コンプライアンス：D

　下記に示すように，尿・血液検査の経過から，食事療法による治療効果があると判断している．これらのデータを患者および家族に呈示することにより，徹底的な栄養管理に取り組んでいる．

	2005/11/9	2006/5/31	2006/11/1	2007/4/26	2007/11/27
Alb（g/dl）	3.7	4.1	4.2	4.1	4
BUN（mg/dl）	23.9	20.9	22.5	22.6	24.3
Cr（mg/dl）	4.36	3.75	3.56	3.69	3.5
尿蛋白（g/day）	0.24	0.23	0.22	0.23	0.18
24 Ccr（ml/min）	17	23	19	21	20
体重（kg）	56	54.6	55	54.8	55.2

● **おわりに**

　慢性腎不全の食事療法は，①保存期，②透析療法を中心とした血液浄化療法期，に大別される．それぞれ食事療法基準が厚労省糖尿病調査研究班，および日本腎臓学会より提示されている[7),8)]．

　保存期腎不全期において，たんぱく質の過剰摂取は，①腎機能障害の進展のほか，②たんぱく質の代謝産物である尿素窒素を代表とする尿毒症毒素の蓄積，③高リン血症，④アシドーシスなどの各種合併症の出現と増悪などを招く．そしてこれらの合併症は，さらに腎機能障害の進展に関与する．したがって保存期慢性腎不全の治療においては，たんぱく質摂取制限はきわめて重要である．

　一方，透析療法期の患者に対する食事基準の基本原則は，十分量の透析を施行したうえで，この限界を超えない範囲のたんぱく質摂取，十分なエネルギー量（原則として35 kcal/kg 標準体重/day）の摂取，高いアミノ酸スコアーである．また，腎不全患者では多数の原因が，複合的に関与して栄養障害に陥りやすい状態にあるため，注意をしなければならない（**表2**）．

表2 腎不全患者の栄養障害の原因

1. 食欲低下	7. 尿毒症毒素の蓄積
2. エネルギー摂取不足	8. 慢性心不全
3. たんぱく質摂取不足	9. 慢性炎症
4. 蛋白異化作用亢進	10. 消化器病変
5. アミノ酸代謝異常	11. 精神的抑うつ
6. アシドーシス	

文　献

1) Posner, B. M., Jette, A. M., Smith, K. W., et al.：Nutrition and health risks in the elderly ; the Nutrition Screening Initiative. Am. J. Public Health　1993 ; 83 : 972-978
2) Movilli, E., Bossini, N., Viola, B. F., et al.：Evidence for independent role of metabolic acidosis on nutritional status in haemodialysis patients. Nephrol. Dial. Transplant.　1998 ; 13 : 674-678
3) Reaich, D., Channon, S. M., Scrimqeour, C. M., et al.：Correction of acidosis in humans with CRF decreases protein degradation and amino acid oxidation. Am. J. Physiol.　1993 ; 265 : E230-E250
4) 伊原　裕：POSを中心としたカルテの見方・書き方と症例のまとめ方．日本病態栄養学会 編：病態栄養ガイドブック．2005, 70-75, メディカルレビュー社, 大阪
5) Maroni, B. J., Steinman, T. I. and Mitch, W. E.：A method for estimating nitrogen intake of patients with chronic renal failure. Kidney Int.　1983 ; 27 : 58-65
6) Depner, T. A. and Daugirdas, J. T.：Equations for normalized protein catabolic rate based on two-point modeling of hemodialysis urea kinetics. J. Am. Soc. Nephrol.　1996 ; 7 : 780-785
7) 日本腎臓学会：慢性腎臓病に対する食事療法基準2007年版．日腎誌　2007 ; 49 : 871-878
8) 繁田幸男, 他：総括研究報告書 糖尿病性腎症に関する研究―腎症に対する食事療法基準の作成．厚生省平成4年度糖尿病調査研究班報告書．1993 ; 353-356

参考URL（2011年4月現在）

1) K/DOQI clinical practice guidelines for nutrition in chronic failure : I. Adult guidelines A. Maintenance dialysis 2. Management of acid-base status
http://www.kidney.org/Professionals/kdoqi/guidelines_updates/doqi_nut.html

（山田　耕嗣／海津　嘉蔵）

〔初出：臨牀透析　vol. 24　no. 3　2008〕

第3章 栄養評価

- 身体測定法
- 画像検査
- 生化学検査
- 免疫検査
- ADL（運動能力，生活活動）評価
- MIA症候群

1 身体測定法
Body measurement

▶ **Key words** 日本人の新身体測定基準，メタボリックシンドローム

● はじめに

　栄養不良は，透析患者の生命予後を不良とする重要な因子であるため，栄養状態を把握しておくことは非常に重要である．栄養状態は，多方面から総合的に評価する必要があり，栄養評価の指標としては，身体計測，食事摂取量〔数学的モデルに基づくもの（たんぱく摂取量，窒素バランス，蛋白異化率など）〕，生化学的指標（血清アルブミン値，総コレステロール値，クレアチニン値，プレアルブミン値，トランスフェリン値など）などが含まれる．従来，身体測定法による栄養評価（**表1**）は臨床現場では普及していなかったが，透析患者の栄養状態を鋭敏に反映しうる栄養指標であり，有用であると考えられる．

　日本人の新身体計測基準値 JARD 2001（Japanese Anthropometric Reference Data）[1] は，日本栄養アセスメント研究会が，身体計測基準値検討委員会を組織して実測 7,640 例，有効 5,492 例（男性 2,738 例，女性 2,754 例），対象年齢 18～85 歳以上として現代日本人の身体計測基準を算出し発表したものである．測定項目は，身長，体重，下腿周囲長，上腕周囲長（インサーテープを使用），上腕三頭筋皮下脂肪厚，肩甲骨下部皮下脂肪厚（アディポメーターを使用）である．それをもとに BMI（body mass index），上腕筋面積，上腕筋囲を計算する．以下

表1 身体測定法における栄養評価

＜身体計測指標＞
① 身長・体重：体重変化率，％標準体重，身長体重比，BMI
② 上腕三頭筋皮下脂肪厚，上腕周囲長：上腕筋面積，上腕筋囲
③ 体構成成分評価：
　BIA（Bioelectrical impedance analysis；生体電気インピーダンス法）
　DEXA（Dual energy X-ray absorptiometry；二重エネルギーX線吸収法）
　体脂肪量，除脂肪量を測定

に測定方法の実際を記す．

● 体格指数（body mass index；BMI）

BMI＝体重（kg）/身長（m)^2

通常，BMI の値は 22 が標準体重，18.5 未満が低体重，18.5 以上 25 未満が適正，25 以上 30 未満が肥満 1 度，30 以上 35 未満が肥満 2 度，35 以上 40 未満が肥満 3 度，40 以上が肥満 4 度とされる．すでに，DOPPS（Dialysis Outcomes and Practice Patterns Study）では，血液透析患者の BMI と相対死亡リスクが逆相関することが報告されており，BMI が高いほど，相対死亡リスクが減少したと報告されている[2]．

当院の透析患者の身体測定結果（99 名）は，男性が平均身長 164.1 cm，体重 56.6 kg，女性が平均身長 153.7 cm，体重 47.2 kg であり，BMI は男性平均 21.1，女性平均 20.0 であった（表 2）．また，血清アルブミン値が 3.7 g/dl 以下の血液透析（HD）患者は男性 17.5 %，女性 27.3 % であり，低栄養の透析患者がいかに多いかがわかる．一方で，メタボリックシンドロームに関しては，男性で 31.9 %，女性で 13.9 % と多く認められた[3]．

● 標準体重（ideal body weight；IBW）

IBW（kg）＝身長（m)^2×22（kg）

● 理想体重比（% IBW）

% IBW（%）＝現体重（kg）/標準体重（kg）×100

一般に，80〜90 % で軽度，70〜79 % で中等度，69 % 以下で高度の栄養不良とされる．

表2 当院 HD 患者（男性 61 名，女性 38 名，計 99 名）の身体測定結果（2004 年）

	男性平均	女性平均	成人男性平均	成人女性平均
身長（cm）	164.1	153.7	167.9	154.9
体重（kg）	56.6	47.2	62.7	50.8
BMI	21.1	20	22.7	21.3
上腕周囲長（cm）	24.8	23.9	27.2	25.3
上腕三頭筋皮下脂肪厚（mm）	7.8	10.2	11.4	16.1
上腕筋囲（cm）	21.7	19.8	23.7	20.3
IBW（kg）	59.1	51.9		
%IBW	96.6	90.8		

注）成人男性/女性平均は，JARD 2001 による平均値

●体重減少率

透析患者では適宜，適正体重の調整が必要である．体重測定時には常に過剰な水分貯留の影響を考慮する必要がある．体重減少率とは，中2日空きでの治療となる月曜ないしは火曜日の透析中の体重減少量の透析後の体重に対する百分率である．この体重減少率が4～6％を超えて大きくなるとHD患者の死亡のリスクが増大するといわれている[4]．

●上腕周囲長（mid arm circumference；AC）

ACは筋肉量と体脂肪の指標である．標準の80～90％で軽度，60～80％で中等度，60％以下で高度の骨格筋と体脂肪の消耗状態と判断される．力を抜いた状態で手をまっすぐに下ろし，上腕中点を決定する．肘を直角に曲げ，曲げた前腕に平らな面を当て，その面から肩峰下面に直角にものさしを当て中間点（中点）に印を付ける．次に，力を抜き，手をまっすぐに伸ばす．中点が隠れるように垂直にメジャーを巻き計測する．当院のACの平均は男性24.8 cm，女性23.9 cmであった．一般成人男性平均は27.2 cm，女性25.3 cmである．

●上腕三頭筋皮下脂肪厚（triceps skinfold；TSF）

TSFは体脂肪量の指標である．上腕三頭筋の中心線に対し中点から垂線を下ろし，その交点を中心点とする．中心点の皮下脂肪厚を測定する．標準の80～90％で軽度，60～80％で中等度，60％以下で高度の体脂肪消耗状態であると判断される．当院では男性平均7.8 mm，女性平均10.2 mmであった．一般成人の男性平均は11.4 mm，女性平均は16.1 mmである．

●上腕筋囲（mid arm muscle circumference；AMC）

$$AMC\,(cm) = AC\,(cm) - \pi \times TSF\,(cm)$$

当院では男性平均21.7 cm，女性平均19.8 cmであった．一般成人の男性平均は23.7 cm，女性平均は20.3 cmである．

●上腕筋面積（mid arm muscle area；AMA）

$$AMA\,(cm^2) = (AMC)^2 / 4\pi\,(cm^2)$$

AMAは筋肉量の指標である．一般成人の男性平均は45.2 cm^2，女性平均は33.2 cm^{2}である．

身体測定の実例

症例 60歳，女性．ループス腎炎にて血液透析導入．透析歴10年．

▶ **測定値**
- 身長 160 cm，体重 51.8 kg，BMI 20.2
- 上腕周囲長 23.7 cm
- 上腕三頭筋皮下脂肪厚 10 mm

▶ **計算値**
- 標準体重：$1.62^2 \times 22 = 56.3$ kg
- 理想体重比：$51.8/56.3 \times 100 = 92.0$ %
- 上腕範囲：$23.7 - \pi \times 1 = 20.6$ cm
- 上腕筋面積：$(23.7 - \pi)^2 / 4\pi = 33.6$ cm^2

いずれの数値も基準範囲内であり，栄養状態は良好であると判断される．今後もこの状態を維持できるよう，栄養指導を行った．

おわりに

栄養評価は，身体計測，生化学的検査，臨床検査，食事摂取状況，環境要因，心理状態などから総合的に実施すべきであるが，簡易測定器を用い実施できる身体測定法は広く施行されるべきである．

引用文献

1) 日本人の新身体計測基準値（Japanese Anthropometric Reference Data：JARD 2001）．2002，メディカルレビュー社，大阪
2) Leavey, S. F., McCullough, K., Hecking, E., et al.：Body mass index and mortality in 'healthier' as compared with 'sicker' haemodialysis patients：results from the Dialysis Outcomes and Practice Patterns Study (DOPPS). Nephrol. Dial. Transplant. 2001；16：2386-2394
3) 小林修三，浜崎敬文，岡真知子，他：透析患者におけるメタボリックシンドローム（Mets）—インスリン抵抗性と低栄養の関係．透析会誌 2007；40(Suppl. 1)：369
4) 日本透析医学会：わが国の慢性透析療法の現状（1998年12月31日現在）．透析会誌 1999

参考文献

1) 小沢 尚，森 瞳，太田 樹，他：身体測定法による透析患者の栄養評価．臨牀透析 2004；20：1507-1512
2) 環日本海NST研究会 編：栄養アセスメントポケットマニュアル—身体計測（AC・TSF）（第4版）．2006，大塚製薬

（岡　真知子／小林　修三）

〔初出：臨牀透析 vol. 24 no. 6 2008〕

第3章 栄養評価

② 画像検査
Examination by imaging method

▶Key words　CT法，BIA法，DXA法

● はじめに

　一般人では，肥満症は死亡率や心脳血管病変の危険因子であり致死率を高めるとされている．しかしながら，透析患者について体格の指標である body mass index（以下，BMIと略す）と生命予後との関係を調べた調査では，肥満者（24≦BMI＜26）のほうが生存率が良く，心血管死が低頻度であることが報告され[1]，reverse epidemiology といわれている．同じ体重や BMI であっても筋肉量や脂肪量は患者各々で異なっており，このような身体組成の情報は単に体重や BMI からでは得られない．身体組成の評価を行う手段として，CT（computed tomography）法，生体電気インピーダンス法（bioelectrical impedance analysis；以下，BIA法と略す），二重エネルギー X 線吸収法（dual energy X-ray absorptiometry；以下，DXA法と略す）が挙げられる．

　本稿では，これらの評価方法とその意義，並びに長所・短所について述べていく．

● CT 法による評価

1. CT 法の原理

　組織における X 線の吸収値である CT 値により脂肪量や筋肉量を測定する方法である．体脂肪は内臓脂肪と皮下脂肪に分けられるが，とくに内臓脂肪の蓄積は，糖・脂質代謝異常，高血圧，動脈硬化などの危険因子として捉えられるようになり，最近はメタボリックシンドロームとして注目されている．CT を用いた体脂肪測定法は，被検者および CT 装置の差異を考慮する必要があり，さまざまな方法が考案されているが，CT 法による内臓脂肪と皮下脂肪の評価は，1983 年 Tokunaga らによって報告されている[2]．

　最近では，腹部 CT を用いた内臓脂肪計測用として X 線フィルムから市販のパソコン（PC）にスキャナーで CT 画像を取り込み，PC 上で測定できるソフトウ

エアが販売されている[3]．CT 法を用いると体脂肪，筋肉，骨，その他の臓器を区別できる長所はあるが，放射線被曝やコストが高いことが問題となる．

2. CT 法による透析患者の栄養評価

透析患者を対象にした CT 法による栄養評価は散見される程度であるが，Ohkawa らは非糖尿病の血液透析患者を対象に，CT を用いて大腿および腹部の筋肉面積や脂肪面積と年齢との関係について調べた結果，大腿および腹部の筋肉は加齢とともに有意に減少したが，大腿筋肉内脂肪および腹部内臓脂肪は加齢とともに有意に増加したと報告している[4]．

また健常人と非糖尿病血液透析患者を比較して，透析患者では皮下脂肪は少ないが内臓脂肪が多いこと，BMI の値にかかわらず内臓脂肪が蓄積しやすいこと，内臓脂肪と中性脂肪には有意な関係があることを報告している[5]．また Kaizu らは CT を用いて大腿の筋肉量を測定し，その筋肉量の減少と C-reactive protein（CRP）や interleukin-6 といった炎症マーカーには密接な関係があると報告している[6]．

● BIA 法による評価

1. BIA 法の原理

BIA 法は，約 1 mA の人体にまったく害のない微弱な電流を流して身体の抵抗値（インピーダンス）を測定し，身体組成を測定する方法である．BIA 法による測定機器には，手と足に電極をつけるものや，体重計のように両足で測定するものなどがある．電流は水分を多く含む筋肉組織では流れやすく，水分をほとんど含まない脂肪組織や骨では流れにくい性質をもつことから，BIA 法は体内水分量や体脂肪などの身体組成を反映するものと考えられる．

従来，BIA 法を利用した体脂肪の測定には，低周波数である 50 kHz の単周波数が利用されていた．低周波電流は細胞外液中のみを流れるが，周波数を上げて

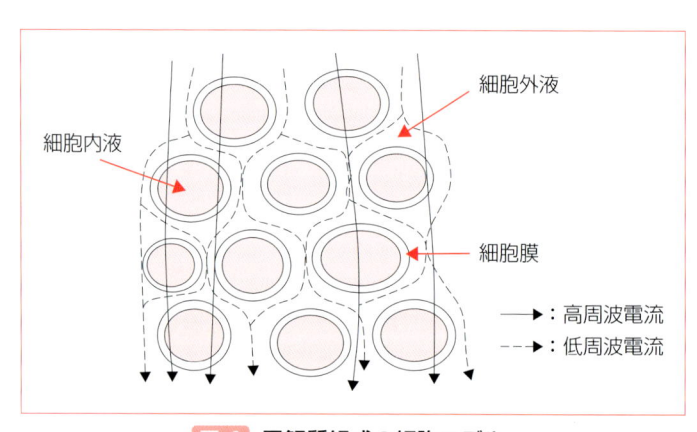

図 1 電解質組成の細胞モデル
〔佐藤富男：日本臨牀 1995；53：179-182[7] より引用〕

いくと徐々に細胞内液にも電流が流れるようになる（**図1**）[7]．したがって単周波数よりも複数の周波数を用いた多周波数によるインピーダンス測定を行うほうが，体内水分などの身体組成をより正確に測定することが可能であり，現在では多周波BIAが広く使われている．

BIA法の長所としては，① 装置がポータブルであり，コストが低い，② 非侵襲的で苦痛がなく，簡単に素早くベッドサイドで測定可能である，③ 再現性が良いこと，が挙げられる．一方注意点としては，① ペースメーカーなどの体内機器装着者は使用できない，② 血液透析患者では透析後，腹膜透析患者では排液後で溢水や脱水のない状態で測定する，③ 飲食物の消化吸収後に測定する，④ 体温上昇を伴う運動の後に測定しない，などが挙げられる．

2. BIA法による透析患者の栄養評価

Flakollらは，末期腎不全患者を対象にBIA法と空気置換法やDXA法を比較している．その結果，BIA法で測定した体脂肪量は，空気置換法やDXA法で測定した体脂肪量と有意な正の相関関係にあったが，空気置換法やDXA法で測定した値に比べ低値であり，BIA法は体脂肪量を過小評価し，除脂肪量を過大評価するのではないかと報告している[8]．K/DOQIガイドラインにも，BIA法よりもDXA法のほうが正確であると述べられている[9]．

● DXA法による評価

1. DXA法の原理

骨塩量を測定するDXA法は，骨粗鬆症の診断や治療効果判定に使用されるのが一般的であるが，骨塩量測定と同時に体脂肪量や除脂肪量の測定が可能である[10]．X線が物質を通過する際，吸収や散乱によってエネルギーは減衰するが，DXA法はこのエネルギーの減衰度が物質の質や量によって異なることを原理としている．エネルギーの異なる2種類のX線を照射したときのX線透過率の違いから骨塩量，体脂肪量，除脂肪量が測定されている．

長所としては，① DXA法では全身の脂肪量の測定だけでなく，腹部や四肢などの部位別測定が可能（**図2**），② 被曝量は約 $0.1\mu Gy$ とごくわずかで人体への影響は少ない，③ 非侵襲的かつ，変動係数は2～3％であり再現性が高い，④ 水分の変化の影響を受けにくいこと，が挙げられる．一方，短所としては，① 装置のコストが高い，② 装置を設置するために一定のスペースが必要であり，設置できる施設は限られること，が挙げられる．

2. DXA法による透析患者の栄養評価

透析導入により栄養状態改善の可能性が示唆されており[11]，われわれがDXA法を用いて透析患者の体脂肪を測定した結果，体脂肪量は経年的に変化し，導入3年目までは体脂肪は増加するがその後は減少傾向にあること，一方で除脂肪量

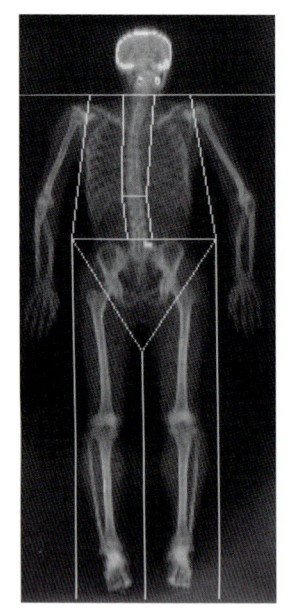

図2 DXA法における部位別の脂肪量の測定

DXA法（QDR-4500：Hologic Inc., Waltham, MA）にて，全身スキャンを施行した1例を示す．体脂肪量および除脂肪量に加えて，体幹，上肢や下肢といった部位別の脂肪量および除脂肪量の測定が可能である．

はほとんど変化しないことを報告した[12]．また血液透析導入直後の患者を対象にした検討において，導入時低アルブミン血症の患者のほうが1年後の体脂肪量は増加しており，導入時低栄養状態の患者のほうが導入1年後の体脂肪は増加すると考えられる[13]．

以上の検討から，体脂肪は栄養状態の不良な透析導入前や低栄養状態では減少し，栄養状態の改善に伴い増加することより，透析患者の体脂肪の変化は栄養指標となりうると考えられる．

体脂肪の分布に関しては，体幹への分布が内臓脂肪との関連が強いと考えられ，総コレステロール，低比重リポ蛋白（LDL）コレステロールや中性脂肪が体幹への脂肪分布と相関することが報告されている[14]．一方，Axelssonらは高感度CRPが10 mg/l 以上の末期腎不全患者では体幹の脂肪量が多いことを報告しており，体幹への脂肪の分布と炎症の関連が示唆されている[15]．また，われわれの検討では，透析歴が5年未満の患者において，糖尿病透析患者では非糖尿病透析患者に比較して，体幹脂肪の比率が有意に高値であり，逆に下肢脂肪の比率が有意に低値であった（図3）[16]．このことから，糖尿病では体脂肪の分布が非糖尿病と異なっているものと考えられた．

DXA法を用いて全身の脂肪量を測定し，体脂肪の各部位の分布を評価した症例を最後に呈示する．

3. 栄養障害と生命予後

脂肪量や除脂肪量と生命予後の関係についての研究では，KakiyaらはDXA法を用いて，総脂肪量および除脂肪量を測定し，BMIと同様の方法で脂肪量指数

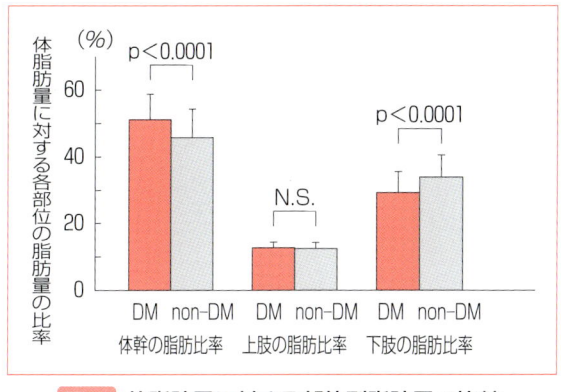

図3 体脂肪量に対する部位別脂肪量の比較
（DM v.s. non-DM）

透析歴が5年未満の血液透析患者（240名）の体脂肪の分布をDXA法にて測定した．糖尿病（DM）透析患者（101名）では，体脂肪の50.1±7.9%が体幹に，29.4±5.9%が下肢に分布していた．非糖尿病（non-DM）透析患者（139名）では，体脂肪の45.4±8.1%が体幹に，33.8±6.5%が下肢に分布していた．脂肪の体幹への分布は，非糖尿病透析患者に比較して，糖尿病透析患者では有意に高比率であり，逆に下肢への分布は有意に低比率であった．

〔坪庭直樹，他：透析会誌　2004；37(Suppl. 1)：910[16]〕

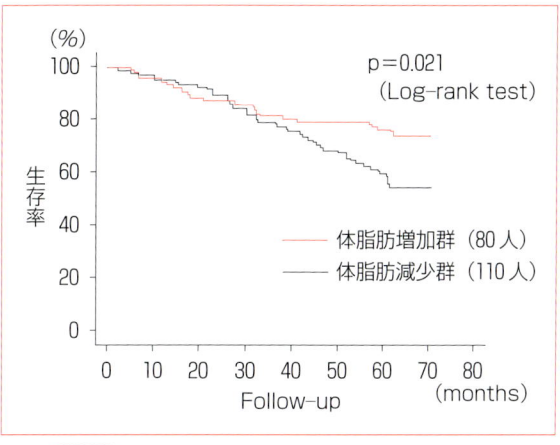

図4 体脂肪増加群と減少群の生命予後曲線
（Kaplan-Meier法）

女性血液透析患者（190人）における1年間の体脂肪量の変化と5年間の生命予後との関係．体脂肪減少群（110人）では増加群（80人）に比べ，有意に死亡率が高かった．

〔Fujino, Y., et al.： Biomed. Pharmacother. 2006；60：253-257[20]より改変・引用〕

および除脂肪量指数を計算し，各指数と生命予後との関係を調べている．その結果，脂肪量指数および除脂肪量指数の増加は生命予後の改善に影響を与える有意な因子であることを報告している[17]．Katoらは5年間の透析患者の観察において，男性では除脂肪量の四肢/体幹比の減少および女性では脂肪量の減少が死亡の危険因子であったと報告している[18]．

さらにBMIの値よりもBMI変化量のほうが敏感に生命予後を反映するという報告がある[19]．われわれは女性血液透析患者を対象として，DXA法で測定した1年間の体脂肪量の変化と生命予後との関係について調べた．その結果，体脂肪減少群は増加群に比べ有意に死亡率が高く（**図4**），体脂肪量の減少は死亡に対する有意な危険因子であることを見出している[20]．これらの研究より，BMIや体脂肪量の絶対値より，その変化量（あるいは変化率）が栄養状態の変化を反映し，生命予後への有意な予測因子になることが考えられる．

DXA法を用いて全身の脂肪量を測定し，体脂肪の各部位の分布を評価した症例

症例　77歳，女性
原疾患　ネフローゼ症候群
身長 146.5 cm，ドライウエイト 48 kg，標準体重 47.2 kg
患者背景　一人暮らし，本人が毎食準備する．
指示エネルギー量：1,600 kcal（34 kcal/kg 標準体重/day）
指示たんぱく質量：52 g（1.1 g/kg 標準体重/day）

　ネフローゼ症候群による慢性腎不全が悪化し，全身浮腫，嘔気，嘔吐，食欲不振が出現し，2005年5月，血液透析導入となった症例である．透析導入後数日で消化器症状は消失し，食欲低下は改善傾向となり，約2年後の2007年2月には十分に食べられるようになった．この約2年間の体重の変化は，透析導入後に全身浮腫を改善させるために除水を行ったためいったん減少したが，その後増加に転じ，2007年2月には導入時と同じ体重であった（**図5，表**）．

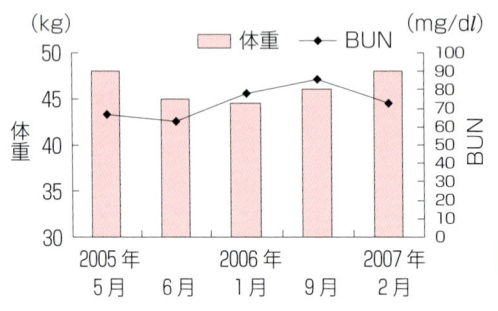

図5 導入後約2年間の体重とBUNの変化

表 透析導入後約2年間の体重と血液検査データの推移

	2005年5月（導入時）	6月	2006年1月	9月	2007年2月
体重（kg）	48.0	45.0	44.5	46.0	48.0
Alb（g/dl）	2.7	3.3	3.6	3.7	3.7
BUN（mg/dl）	66.7	62.8	78.2	85.9	72.9
Cr（mg/dl）	8.00	5.44	8.68	9.67	9.38
PCR（g/kg/day）		1.0	1.1	1.2	1.26

　しかしながらDXA法を用いて体脂肪量を測定した結果，総脂肪量は約2倍に増加しており，とくに総脂肪量に対する体幹の脂肪量の増加が著しいことがわかった（**図6**）．このように同じ体重でも身体組成が異なっている場合があり，とくにDXA法で部位別に脂肪量を評価すると，総脂肪量の変化だけでなく部位別の変化を捉えることができ有用である．

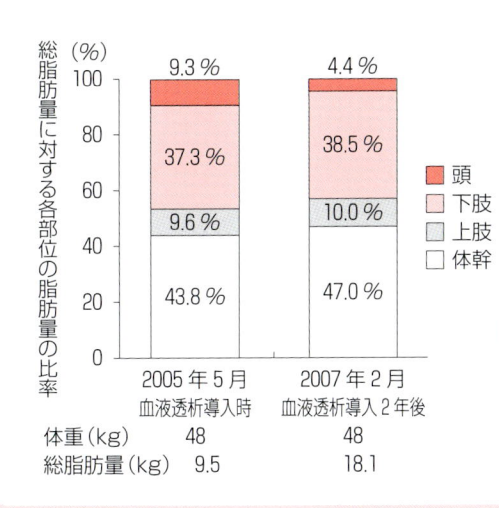

図6 DXA法による体脂肪量の部位別変化を測定した症例

血液透析導入2年後には総脂肪量は約2倍に増加し，とくに体幹の脂肪量の増加が顕著である．

おわりに

　2008年に発表されたヨーロッパのEBPG（European Best Practice Guideline）においても，BIA法やDXA法は栄養状態を診断する手段の一つであるとされている[21]．しかし透析患者においてこれらの方法を用いた報告は未だ少ない．われわれは，体脂肪量の変化量と慢性炎症の指標であるCRPとが有意な負の相関を示すことを報告した[22]．今後，さらなる研究が行われ，BIA法やDXA法を用いた栄養状態の評価がもっと有効に利用されるようになることを期待したい．

文　献

1) Kalantar-Zadeh, K., Kopple, J. D., Kilpatrick, R. D., et al.：Association of morbid obesity and weight change over time with cardiovascular survival in hemodialysis population. Am. J. Kidney Dis.　2005；46：489-500
2) Tokunaga, K., Matsuzawa, Y., Ishikawa, K., et al.：A novel technique for the determination of body fat by computed tomography. Int. J. Obes.　1983；7：437-445
3) 善積　透：CTによる腹部脂肪分布評価法の普及をめざして―標準的CT画像撮影条件の確立およびパソコン版脂肪面積計測ソフトウエアの開発．肥満研究　2000；6：81-87
4) Ohkawa, S., Odamaki, M., Ikegaya, N., et al.：Association of age with muscle mass, fat mass and fat distribution in non-diabetic haemodialysis patients. Nephrol. Dial. Transplant.　2005；20：945-951
5) Odamaki, M., Furuya, R., Ohkawa, S., et al.：Altered abdominal fat distribution and its association with the serum lipid profile in non-diabetic haemodialysis patients. Nephrol. Dial. Transplant. 1999；14：2427-2432
6) Kaizu, Y., Ohkawa, S., Odamaki, M., et al.：Association between inflammatory mediators and muscle mass in long-term hemodialysis patients. Am. J. Kidney Dis. 2003；42：295-302
7) 佐藤富男：電気伝導度法，インピーダンス法．日本臨牀　1995；53：179-182
8) Flakoll, P. J., Kent, P., Neyra, R., et al.：Bioelectrical impedance vs air displacement plethysmography and dual-energy X-ray absorptiometry to determine body composition in patients with end-stage

renal disease. JPEN J. Parenter. Enteral Nutr. 2004 ; 28 : 13-21
9) Eknoyan, G. and Levin, N. W. : Clinical Practice Guidelines for Nutrition in Chronic Renal Failure. Am. J. Kidney Dis. 2000 ; 35 (Suppl. 2) : S1-S140
10) Pietrobelli, A., Formica, C., Wang, Z., et al. : Dual-energy X-ray absorptiometry body composition model : review of physical concepts. Am. J. Physiol. 1996 ; 271 : E941-E951
11) Pupim, L. B., Kent, P., Caglar, K., et al. : Improvement in nutritional parameters after initiation of chronic hemodialysis. Am. J. Kidney Dis. 2002 ; 40 : 143-151
12) Ishimura, E., Okuno, S., Marukawa, T., et al. : Body fat mass in hemodialysis patients. Am. J. Kidney Dis. 2003 ; 41 : S137-S141
13) Ishimura, E., Okuno, S., Kim, M., et al. : Increasing body fat mass in the first year of hemodialysis. J. Am. Soc. Nephrol. 2001 ; 12 : 1921-1926
14) Niederauer, C. M., Binkley, T. L. and Specker, B. L. : Effect of truncal adiposity on plasma lipid and lipoprotein concentrations. J. Nutr. Health Aging 2006 ; 10 : 154-160
15) Axelsson, J., Rashid Qureshi, A., Suliman, M. E., et al. : Truncal fat mass as a contributor to inflammation in end-stage renal disease. Am. J. Clin. Nutr. 2004 ; 80 : 1222-1229
16) 坪庭直樹, 藤野陽子, 奥野仙二, 他：透析患者における体脂肪に対する糖尿病の影響についての検討. 透析会誌 2004 ; 37 (Suppl. 1) : 910
17) Kakiya, R., Shoji, T., Tsujimoto, Y., et al. : Body fat mass and lean mass as predictors of survival in hemodialysis patients. Kidney Int. 2006 ; 70 : 549-556
18) Kato, A., Odamaki, M., Yamamoto, T., et al. : Influence of body composition on 5 year mortality in patients on regular haemodialysis. Nephrol. Dial. Transplant. 2003 ; 18 : 333-340
19) Fleischmann, E., Bower, J. and Salahudeen, A. : Weight gain portends better survival in a prospective cohort. J. Am. Soc. Nephrol. 2002 ; 13 : 584A
20) Fujino, Y., Ishimura, E., Okuno, S., et al. : Annual fat mass change is a significant predictor of mortality in female hemodialysis patients. Biomed. Pharmacother. 2006 ; 60 : 253-257
21) Fouque, D., Vennegoor, M., ter Wee, P., et al. : EBPG guideline on nutrition. Nephrol. Dial. Transplant. 2007 ; 22 (Suppl. 2) : ii45-ii87
22) Fujino, Y., Ishimura, E., Okuno, S., et al. : C-reactive protein is a significant predictor of decrease in fat mass in hemodialysis patients. Biomed. Pharmacother. 2005 ; 59 : 264-268

（加藤　陽子／奥野　仙二／石村　栄治）

〔初出：臨牀透析　vol. 24　no. 8　2008〕

第3章　栄養評価

③ 生化学検査
Biochemical examination

▶ Key words　　血清アルブミン，血清プレアルブミン，血清トランスフェリン

● はじめに

栄養評価は，おもに以下の4つの項目からなる[1]．
① 身体計測，② 生化学検査，③ 臨床所見，④ 食事調査

これらは，患者の栄養状態をそれぞれ違った角度から評価したものであり，すべての項目を総合的に判断して栄養状態の評価を行う必要がある．本稿ではそのうちの生化学検査について述べる．

● 腎不全疾患における生化学検査の特殊性

体内総水分（種類によっては血液，細胞外液）における濃度として表される生化学検査項目は，腎不全疾患が浮腫，すなわち細胞外液の増加をきたしやすいという疾患特殊性をもつため，評価を誤る可能性がある．

図1は，血液透析前後でのアルブミン値を比較したものである．この図は透析前後での血清アルブミン値の変化を見たものであるが，有意に透析後値は前値と

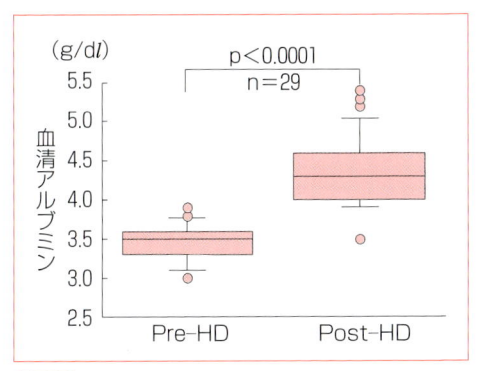

図1　血液透析前後でのアルブミン値の変動

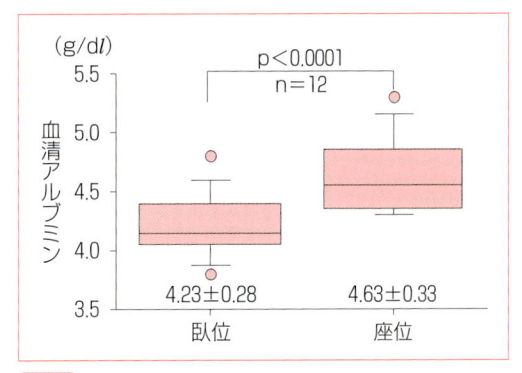

図2　健常人における体位別のアルブミン値の変化

比較して高値を示すことがわかる．さらに血液透析患者では，透析直後より，体内水分の増加により，血清アルブミン値は希釈されていくこととなる．このため，透析後からどのタイミングで検査された値であるかを把握する必要がある．保存期においても浮腫による希釈の影響を考慮する必要がある．

また，腎不全患者のみならず，一般健常人においても認められるものに，採血時の体位による値の変化がある．外来では座位で，入院中は臥位での採血となることが多い．図2は健常人での臥位と座位とでのアルブミン値の差を見たものである．これらの変化は，ヘモグロビンなど血管内におもに存在する物質で認められる変化である．電解質や尿素（血中尿素窒素として測定）ではこれらの差が生じない．

●血清アルブミン

血清アルブミンは，内臓蛋白，たんぱく質摂取量の指標とされ，代表的な栄養状態の指標となっている．とくに透析患者では生命予後との関連に注目されるため，「栄養評価＝血清アルブミン」という安易な思考が蔓延している傾向がある．しかし，栄養状態の評価においては，あくまでも一指標でしかないことを認識する必要がある．

アルブミンは肝臓で合成されるため，肝機能の低下した状態では低値となる．また，炎症の存在下では，アルブミン合成は抑制されるため，やはり低値となる．また保存期，透析期（血液透析，腹膜透析）での解釈に違いがあるため，注意が必要である．

1. 保存期腎不全

保存期では，血液透析患者で認められるような透析前後での希釈・濃縮といった変化を生じない．一方で，尿中への蛋白，アルブミン喪失状態，すなわちネフローゼ症候群の際には低値を示すこととなる．また，腎不全の進行や治療によって，尿中への蛋白喪失量が変化する場合もあるため，尿蛋白の定期的な評価も必要不可欠となる．

2. 透析期腎不全患者

1）血液透析の場合

血液透析の際の透析液へのアルブミン喪失は，透析条件によって異なる．アルブミンの喪失量が多いほど，血清アルブミン値は低値を示す傾向がある（図3）．ただし，この際，栄養学的に問題となるのは，アルブミン自体の喪失ではなく，それに伴うアミノ酸の喪失と考える．生体腎においても，一定量のアルブミンは腎によって除去されている．しかし，その分解により生じたアミノ酸は速やかに再吸収を受けており，アミノ酸の喪失は少ない．

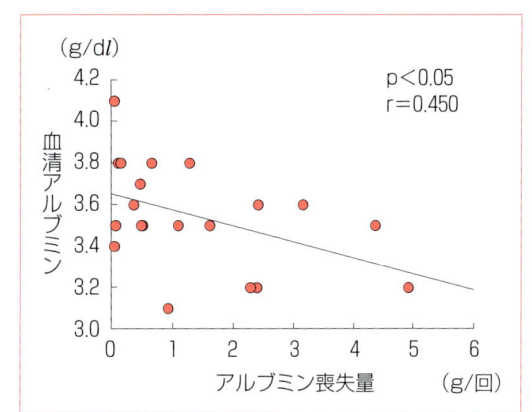

図3 透析前血清アルブミン値と透析液へのアルブミン喪失量との関係

2）腹膜透析の場合

腹膜透析においても連日の透析治療のため血液透析と異なり，希釈・濃縮といった変化は認められない．一方で，腹膜の透過性の変化（腹膜機能の変化）は透析液中へのアルブミン，アミノ酸喪失量に大きく関与する．腹膜炎など腹膜の透過性が亢進した状態では，アルブミン，アミノ酸の喪失は亢進し，血中濃度は低下する．さらに，腹膜機能の亢進により，腹膜の除水能は低下するため，体内水分は増加傾向を示す．このため，検査値は希釈による影響も受けることとなる．腹膜透析患者では，腹膜機能の状態を考慮しつつ，アルブミン値を評価する必要がある．

3. 血清アルブミン値と死亡リスク

透析患者において，低アルブミン血症は死亡リスクの強い予測因子であることが数多く報告されている．日本透析医学会の統計調査[2]でも 4.0 g/dl 未満の血清アルブミン値では，低値であるほど死亡のリスクが高いことが示されている．

しかし，透析患者においても栄養指標として用いる場合には，先に述べた測定の時期（透析前，透析後での体液量の違いによる変化）や透析方法（HD，HDF）やダイアライザによる透析液や透析膜への吸着による喪失量，血管外にプールされているアルブミン量の違い，炎症の存在などさまざまな影響因子を考慮する必要がある[3),4)]．これらの関与を踏まえると，3.5 g/dl 未満を栄養不良の指標の一つとすべきと思われる．

一方，アルブミン値の変化が死亡のリスクと関連するという報告[5]があり，血清アルブミン値もその値のみではなく推移（増減）にも注目する必要があると考える．

●血清プレアルブミン（トランスサイレチン）

血清プレアルブミンは，RTP（rapid turnover protein）の一つであり，内臓蛋白，たんぱく質摂取量の指標とされ，栄養状態の指標とされる．

アルブミンと同様に肝臓で合成されるため，肝機能の低下した状態では低値となる．また，炎症の存在下では，その合成が抑制されるため，やはり低値となる．また，ステロイド投与時には高値を示すため，内服薬の確認が必要となる．

アルブミンと異なり，プレアルブミンは残存腎機能の影響を受け，高値を示してくるため，保存期と透析期ではその解釈に注意が必要である．

1. 保存期腎不全

残存腎機能の低下に伴って，プレアルブミン値は高値を示す．したがって，腎機能が正常な場合，正常下限値は 20 mg/dl とされるが，腎不全では，正常下限値も上昇すべきと考える必要がある．すなわち，腎不全患者では 20 mg/dl は低値とみなすべきである．このため，保存期では，プレアルブミンを栄養状態の指標として用いるのは適切ではないのかもしれない．少なくとも 20〜30 mg/dl の値を示すときは，正常とみなすのか，低値とみなすか，その解釈にはかなり注意を要する．

2. 透析期腎不全

残存腎機能があるかぎり，プレアルブミン値の評価は保存期と同様である．

K/DOQI ガイドラインでは，透析患者における栄養学的な指標の一つとして用いられ，30 mg/dl 未満では低栄養状態とみなすべきとされている[6]が，無尿を前提とした場合，正常下限値として 30 mg/dl は妥当な値と考える．

一方で，アルブミンと異なり血管外プールはほとんどないとされており，また当院での検討では血液透析液への喪失はほとんど認められないため，より栄養学的指標として有用である可能性がある．また，当院では，無尿の維持血液透析患者においてプレアルブミンはたんぱく質摂取量よりエネルギー摂取量との相関が強いことを報告している（図4）．プレアルブミン値は生命予後と直接関係するという報告もある[7]．

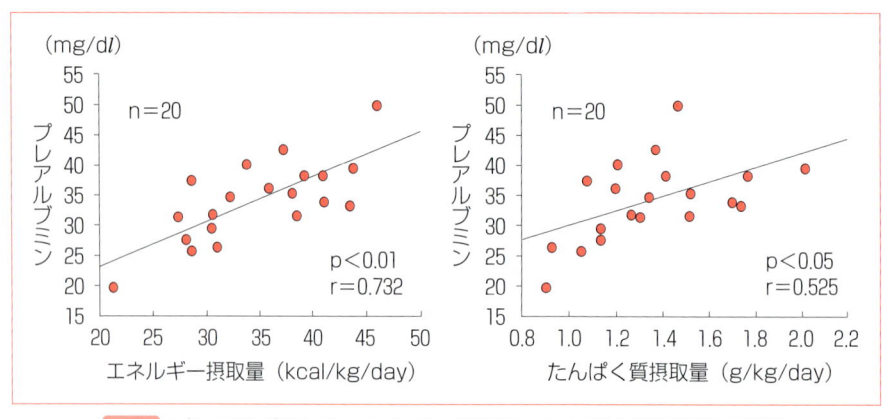

図4 プレアルブミンとエネルギー摂取量，たんぱく質摂取量の関係

とくに入院患者で栄養評価をする際には，半減期が3週間前後とされる血清アルブミンよりは，半減期が2〜3日であるプレアルブミンのほうが鋭敏で有用な指標になると考える．

●血清トランスフェリン

血清トランスフェリンもRTPの一つであり，やはり腎不全患者での栄養学的な指標とされる．アルブミンと同様に肝臓で合成されるため，肝機能の低下した状態では低値となる．また，炎症の存在下では，その合成が抑制されるため，低値となる．

1. 保存期腎不全

ネフローゼ症候群では，トランスフェリンはアルブミンと同様に尿中に排泄されるため，低値を示すことがある．

2. 透析期腎不全

残存腎機能の影響とともに，後述する鉄代謝の影響が強く反映される．Malnutrition-Inflammation Score（MIS）[8]では，そのなかの一項目としてトランスフェリン〔TIBC（総鉄結合能）でも代用可能〕を挙げており，140 mg/dl（TIBCでは150 mg/dl）未満を強度の栄養不良の指標としている．

3. 鉄代謝の影響

トランスフェリンは鉄代謝の影響を受ける．血清鉄が低値を示すような場合（鉄欠乏性貧血など）では，高値を示す．一方，血清鉄が高値を示すような場合（鉄の過剰投与，再生不良性貧血，溶血性貧血など）は，トランスフェリンは低値を示すため，注意が必要となる．腎不全患者で認められる鉄欠乏を併発した軽度の栄養障害では，見かけ上，高値を示す可能性があるが，一方で，血清鉄の過剰がない場合のトランスフェリン低値は明らかな栄養不良を意味することとなる．

したがって，より重度の栄養障害の指標となりうる．半減期は7〜8日と中程度の栄養状態を反映するため，アルブミンと比較して外来患者での栄養評価により有用な可能性がある．

●血清クレアチニン

血清クレアチニン値は，アルブミン，プレアルブミン，トランスフェリンと異なり急性炎症の影響を受けにくく[9]，筋肉量のよい指標となる．ただし，残存腎機能の低下，すなわち腎不全の進行に伴いその値は上昇する．したがって，保存期腎不全では栄養状態の指標としては用いにくい．

一方，透析期では残存腎機能は低下，消失しているため，筋肉量の指標として有用となる．しかし透析条件の変化に伴い，やはり値が増減するため，考慮が必

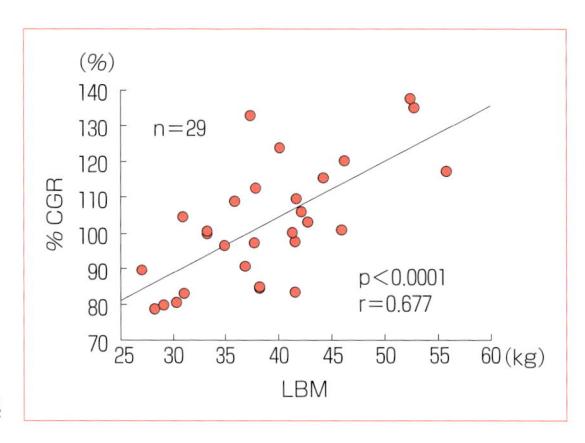

図5 除脂肪体重と％CGRの関係

要である．

　透析前後のクレアチニン値から算出される％クレアチニン産生速度（％CGR）[10]も筋肉量を反映する値である．％CGRとは，その患者のクレアチニン産生速度を同性，同年齢の非糖尿病患者の平均クレアチニン産生速度に対する割合で表したものである．

　％CGRの計算式は非常に複雑であるが，透析医学会から毎年配布される統計資料作成用フロッピー内のソフトを用いれば算出できる．

　図5は当院での検討で％CGRと除脂肪体重（LBM）の相関をみたものであるが，有意な正相関を示している．血清クレアチニン，％CGRともに低値の患者では死亡率が有意に高いことも判明しており[11]，透析患者の生命予後の指標となる．

　透析患者における血清クレアチニン値の基準値（透析前）は男性で12～14 mg/dl，女性で10～12 mg/dl，％CGRは100％以上であるが，クレアチニン値は高齢者ではより低値を示す．これらの値は，栄養状態の評価をする際には透析量の影響を除外したうえで，その推移（増減）に注目することが重要と考える．

●血中尿素窒素（BUN）

　血中尿素窒素（BUN）は，一般的に蛋白の異化亢進やたんぱく質摂取量の増加による産生の亢進もしくは腎障害による排泄の低下に伴い上昇する．また，脱水や消化管出血でも高値を示すことがある．腎障害の影響を除くため，BUN/クレアチニン（Cr）比が用いられることがある．通常ではBUN/Cr比は10前後の値を示す．脱水や消化管出血，高たんぱく食，蛋白異化亢進（ステロイド剤投与など）では10以上となる．

1. 保存期腎不全

　腎不全の進行に伴いBUNは上昇してくるが，たんぱく質制限による蛋白異化の抑制により低下を示すため，低たんぱく食事療法の遵守度の目安にもなる．とくにBUN/Cr比が10未満は，たんぱく質制限が0.8 g/標準体重 kg/day以下で

あるというおおよその目安となる．

2．透析期腎不全

　腎機能の廃絶した，異化亢進のない状態での透析患者では，透析前値はたんぱく質摂取量の指標となる．また，週初めの透析後値と中日の透析前値から求めるTAC-BUN（time averaged concentration of BUN），透析前後の値（または透析後値と中日の透析前値）から算出される標準蛋白異化率（nPCR；normalized protein catabolic rate）[12]も，たんぱく質摂取量の指標となる．

　TAC-BUN は「（週初めの透析後 BUN－中日透析前 BUN）/2」で求められる値である．そのため中日の採血を必要とする．

　nPCR は，蛋白分解とたんぱく質摂取の指標であり，日本透析医学会では透析前後の BUN 値を用いた計算式を指標としている．患者の状態が安定しているとき，窒素バランスはゼロとなり nPCR はたんぱく質摂取量にほぼ等しいとされる．しかし当院での検討では，食事調査からのたんぱく質摂取量のほうが，nPCR 値より 1.1～1.3 倍ほど高値を示すことがわかっている．

　これらの値はすべて残存腎機能や透析量の影響を受けるため，その評価には注意が必要である．透析患者における基準値は，目標のたんぱく質摂取量をどこに定めるかで変わってくるためここでは記載を避ける．血清クレアチニン値などと同様に，透析量の影響を除外したうえでその推移（増減）に注目することが，栄養状態の評価をするにあたっては重要と考える．

●血清コレステロール

　血清コレステロール値は，高コレステロール血症が生命予後，とくに心血管系死亡の危険因子とされるため，高値が問題視されることが多い．しかし，栄養不良の状態では低値を示すことが知られている．

　また透析患者では，コレステロール値が高いほど生命予後が良いという，通常とは異なる傾向を示すことが指摘されている．

　日本透析医学会の統計調査[2]でも糖尿病患者では 100 mg/dl 未満で，非糖尿病患者では 140 mg/dl 未満で心筋梗塞，心不全死のリスクが強く認められた．高値については，有意なリスクの上昇は認められなかった．

　一方，炎症や低栄養のない透析患者では一般健常人と同様にコレステロール値の上昇に伴って心血管系死亡のリスクが上昇するという報告がされている[13]．以上のことは，血清コレステロールの低値は低栄養や炎症の反映であり，低栄養や炎症の存在そのものが心血管系死亡のリスクを上昇させているものと考えられる．

　K/DOQI ガイドライン[6]でも，血清コレステロール値が 150～180 mg/dl 以下では，なんらかの栄養障害や合併疾患の存在を疑うべきとしている．ただしこの際，高脂血症用治療薬投与の有無には注意を払う必要がある．

●おわりに

　腎不全患者における生化学検査値の評価には，腎機能，透析量（透析条件）の関与を常に考慮する必要があること，血清アルブミン値のみで栄養評価は決してしないこと，その2点を再度強調しておく．

文　献

1) 中村丁次：栄養アセスメントにおける栄養士の役割．臨床栄養　2001；10（臨時増刊号）99：513-516
2) 日本透析医学会統計調査委員会：わが国の慢性透析療法の現況（2001年12月31日現在）．2002，日本透析医学会
3) 松永智仁，石崎　允：透析指標と栄養指標との関係．臨牀透析　2004；20：1549-1556
4) Kaysen, G. A.：Biological basis of hypoalbuminemia in ESRD. J. Am. Soc. Nephrol.　1998；9：2368-2376
5) Kalantar-Zadeh, K., Kilpatrick, R. D., Kuwae, N., et al.：Revisiting mortality predictability of serum albumin in the dialysis population：time dependency, longitudinal changes and population-attributable fraction. Nephrol. Dial. Transplant. 2005；20：1880-1888
6) NKF-K/DOQI：Clinical practice guidelines for nutrition in chronic renal failure. Am. J. Kidney Dis.　2000；35（Suppl. 2）：S1-S103
7) Chertow, G. M., Ackert, K., Lew, N. L., et al.：Prealbumin is as important as albumin in the nutritional assessment of hemodialysis patients. Kidney Int.　2000；58：2512-2517
8) Kalantar-Zadeh, K., Kopple, J. D., Block, G., et al.：A malnutrition-inflammation score is correlated with morbidity and mortality in maintenance hemodialysis patients. Am. J. Kidney Dis.　2001；38：1251-1263
9) Vernaglione, L., Marangi, A. L., Cristofano, C., et al.：Predictors of serum creatinine in haemodialysis patients：a cross-sectional analysis. Nephrol. Dial. Transplant. 2003；18：1209-1213
10) Shinzato, T., Nakai, S., Miwa, M., et al.：New method to calculate creatinine generation rate using pre- and postdialysis creatinine concentrations. Artif. Organs 1997；21：864-872
11) Pifer, T. B., McCullough, K. P., Port, F. K., et al.：Mortality risk in hemodialysis patients and changes in nutritional indicators：DOPPS. Kidney Int.　2002；62：2238-2245
12) Shinzato, T., Nakai, S., Fujita, Y., et al.：Determination of Kt/V and protein catabolic rate using pre- and postdialysis blood urea nitrogen concentrations. Nephron 1994；67：280-290
13) Liu, Y., Coresh, J., Eustace, J. A., et al.：Association between cholesterol level and mortality in dialysis patients role of inflammation and malnutrition. JAMA 2004；291：451-45

（松永　智仁）

〔初出：臨牀透析　vol. 25　no. 2　2009〕

第3章 栄養評価

4 免疫検査
Immunological test

▶ **Key words** 免疫機能，CRP，感染症，炎症性サイトカイン

● **はじめに**

　透析患者における免疫機能の特徴は，外的異物などの刺激に対しては鋭敏に反応して活性化するが，通常の免疫機能はむしろ低下している点である．こうした相反する免疫機能が存在する病態は，自己免疫疾患と類似する．本稿では，透析患者の免疫機能の特徴を述べるとともに，栄養評価として有用な免疫検査を紹介する．

● **透析患者の免疫機能の特徴**

1. 通常の免疫機能は低下している

　安定した透析患者では末梢血中の白血球数は正常である．また時に軽度のリンパ球数の減少がみられるものの，免疫の活動指標である CD 4/CD 8 比（ヘルパー T 細胞の表面マーカー）は正常範囲である．

　生体内では，未熟な CD 4 陽性 T 細胞（リンパ球）は単球（抗原提示細胞）から提示された抗原と反応し，effector T ヘルパー細胞（Th）に分化する．しかし透析患者では，尿毒症状態や透析機器との接触などにより，単球は活性化（pre-activation）された状態にあるため，単球と CD 4 陽性 T 細胞（T リンパ球）受容体（TCR）の結合が阻害される．さらに CD 4 陽性 T 細胞からのインターロイキン（IL）-2 の産生が減るため，Th 1 および Th 2 への分化が阻害される．一般に，Th 1 リンパ球はインターフェロン（INF）-γ を産生して CD 8 陽性 T 細胞に分化し，細胞性免疫を担当する．一方，Th 2 リンパ球は IL-4 を産生し，B 細胞への分化を促進する．透析患者では，単球からの IL-12 の産生亢進により Th 1 の比率が増加し，T 細胞のインバランスが生じて免疫機能が低下する[1,2]（**図 1**）．

　透析患者で免疫機能の低下が問題になることは，ウイルスや結核などの感染症に罹患しやすくなることと，ワクチン接種後の抗体ができにくいことである．米

109

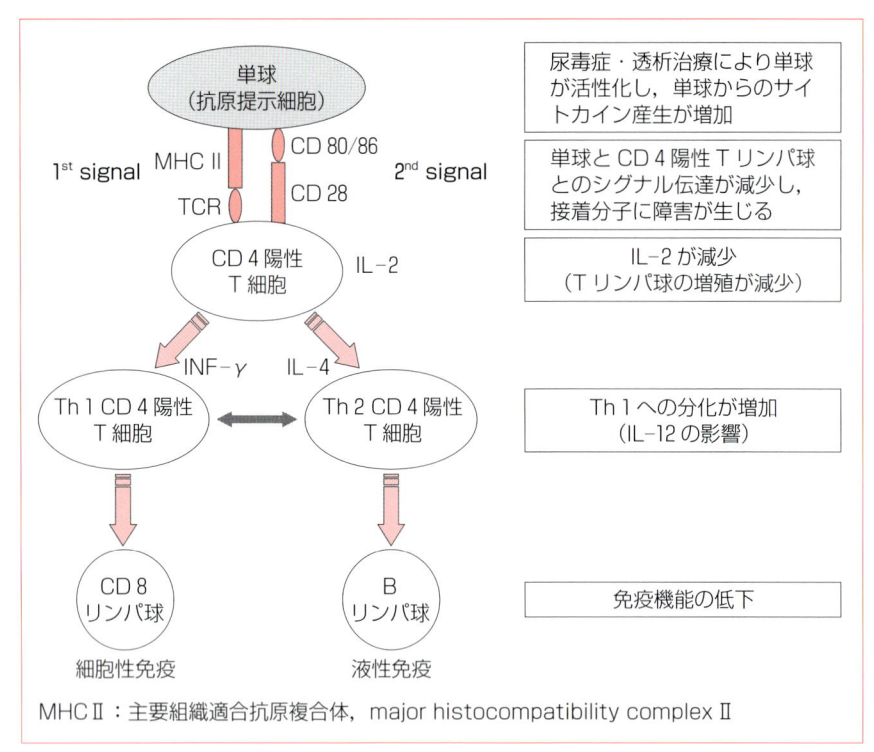

図1 透析患者における免疫機能異常の機序

〔Eleftheriadis, T., et al.：Semin. Dial. 2007；20：440-451[1]より引用〕

国 Centers for Disease Control and Prevention（CDC）が勧告する B 型肝炎ワクチン接種法では，健常人よりも接種量が多いにもかかわらず，陽性率は 64 %と健常人の 90〜95 %よりも低い[3]．肺炎球菌ワクチンでも，接種 1 年後に抗体が陽性となる透析患者は 48 %のみであり，追加接種をしてもその半数にしか抗体が作られず，その抗体価も半年以内に低下する[3]．一方，インフルエンザワクチンは接種後に抗体価は低下するものの，臨床的には十分に有効な抗体価が得られる．インフルエンザワクチンの接種により，血液透析患者の死亡率や入院リスクが低下することが観察されている[3]．

2. 単球は活性化され，炎症反応が惹起されやすい

透析患者では単球が活性化されているため，いったん刺激を受けると，単球から IL-1β，IL-6，IL-12，tumor necrosis factor-α（TNF-α）などの炎症性サイトカインが大量に産生される．産生されたサイトカインは肝臓での C 反応性蛋白（CRP），アミロイド A，フィブリノーゲンの産生を刺激し，アルブミンやトランスフェリンの産生を抑制する．さらにサイトカインは，筋肉の蛋白異化や安静時エネルギー消費量を亢進させる．

●栄養評価としての免疫検査

免疫機能は炎症と密接に関連するため，栄養学的指標として有用である．以下に代表的な免疫検査を示す．

1. 皮膚遅延型過敏テスト（ツベルクリン反応）

ツベルクリン（PPD）による皮膚遅延型過敏反応は，免疫能を反映し，周術期患者では栄養評価の指標として用いられる．注射用 PPD 0.1 ml を前腕屈側皮内に注射し，48 時間後の直径が 5～10 mm の場合は軽度，直径 5 mm 未満の場合は中等度以上の栄養障害があると推定する．

透析患者は免疫機能が低下しているため，皮内テストはしばしば陰性となる．PPD 皮下注による発赤の平均径は透析患者では 7.5 mm であり，健常人の 15 mm よりも小さい[4]．カンジダ，PPD，ムンプス抗原などに対する皮内反応を検討した報告では，約 8 ％の透析患者は全抗原に対する反応が陰性であり，60 ％ではジニトロクロロベンゼンに対する皮膚過敏反応が消失している．しかし栄養状態の改善に伴い，これらの反応性は回復する[5]．一方，皮内テストと，血中アルブミン，総コレステロール，クレアチニン，body mass index（BMI）などと関連しないとの報告[6]もあり，栄養指標としての皮内テストの有用性は明らかでない．さらに透析患者では，PPD 反応の陽性/陰性にかかわらず末梢血リンパ球サブセットが同じなため，ツベルクリン反応は全身の免疫機能を反映しない可能性がある[4]．

2. 免疫グロブリン/補体

免疫グロブリンや C3 などの補体は，全身の免疫機能の指標の一つである．血液透析患者では，血中の免疫グロブリンおよび C3 値と上腕三頭筋部皮下脂肪厚，上腕周囲径や上腕筋周囲径などと相関する[7]．また二次性副甲状腺機能亢進症に対する副甲状腺摘出術によって，血中アルブミンおよび体重の増加とともに免疫グロブリンや補体が上昇することも観察されている[8]．さらに血清補体値（CH 50）が 60 U/ml 以上の場合，60 U/ml 未満に比して 3 年死亡率が 35 ％低いことが報告されている[9]．

3. 末梢血の総白血球数

白血球数は，血清アルブミンやクレアチニンなどの栄養学的な指標と逆相関する．Dialysis Outcomes and Practice Patterns Study（DOPPS）研究[10]では，白血球数が 6,400/μl 以上と増加している透析患者は，白血球数が 3,400～4,700/μl の患者に比し半年間の死亡危険率が 20 ％，3,400/μl 未満の患者に比して 31 ％高い．さらに，白血球数が半年間で 16 ％以上増加する患者は，生命予後が不良である[10]．

4. 末梢血の白血球分画

1）末梢血総リンパ球数

末梢血総リンパ球数は栄養状態とともに変化する．周術期では，総リンパ球数が1,000/μl以下になると，栄養障害があると考えられる．

末梢血総リンパ球数は，透析患者の生命予後に関連する．DOPPS研究[10]では，リンパ球数が860/μl未満の場合は1,700/μl以上に比し，半年間の死亡危険率が1.24倍高い．総リンパ球数の比率が16％未満の場合，25.5％以上に比して1年予後が悪いことも報告されている．CAPD（連続携行式腹膜透析）患者でも，総リンパ球数は死亡例では生存例よりも低下している（1,277±146 vs. 2,249±236/μl)[11]．

2）末梢血好中球数

好中球数の増加は透析患者の生命予後と関係する．好中球数は血清アルブミンやクレアチニンと逆相関し，好中球数が1,000/μl増加すると死亡危険率が8％増加する[12]．われわれの検討でも，好中球数が4,000/μl以上の場合，血液透析患者の予後が悪い（図2A）[13]．CAPD患者では，好中球数が6,500/μl以上になると生命予後が悪い[14]．

3）末梢血単球数

非腎不全患者では，末梢血単球数の増加は動脈硬化病変や生命予後と関連す

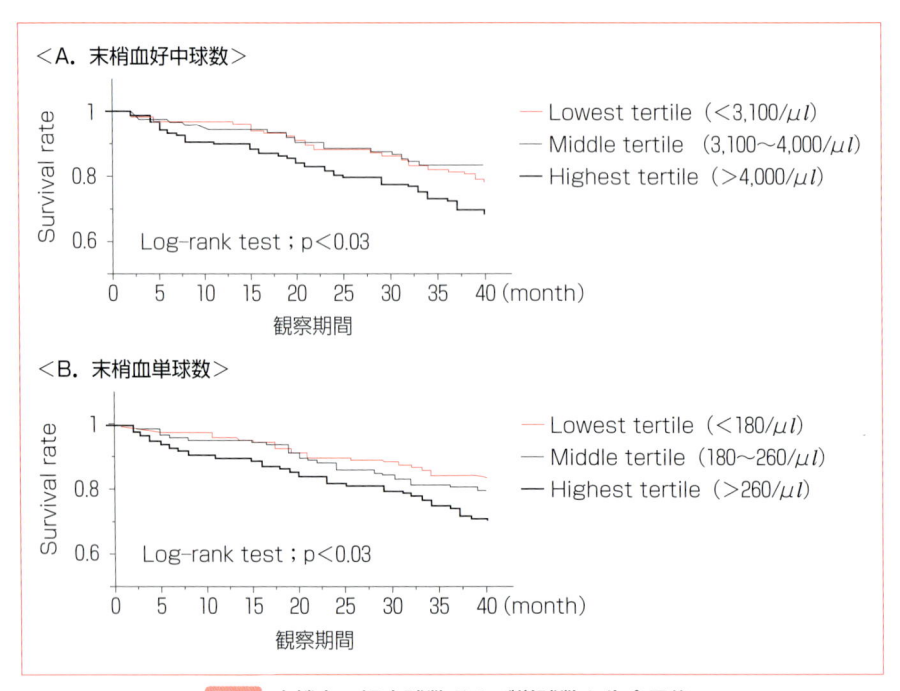

図2 末梢血の好中球数および単球数と生命予後

好中球数＞4,000/μl，単球数＞260/μlの場合，生命予後（40カ月間）が不良である（n＝333）．

〔Kato, A., et al.：Nephron Clin. Pract. 2008；110：c235-c243[13]より引用〕

る．血液透析患者においても，われわれの検討では単球数が260/μlを超えると予後が悪い（**図2B**）．

5．血清CRP

血清CRP値はアルブミンやプレアルブミン値などの栄養指標と逆相関し，透析患者の予後決定因子である．米国の報告では，血清CRPが0.92 mg/dlを超えていると7％，3.4 mg/dlを超えていると30％，その後15カ月間に入院する危険率が増加する[15]．われわれの検討でも，平均血清CRP値が1.0 mg/dl上昇すると，血液透析患者の400日後の死亡危険率が48％増加する[16]．栄養サポートチーム（NST）の介入により，血清CRPの低下とともに，アルブミン，プレアルブミンが改善した当院の症例（非透析例，**図3**）を示す．

NST介入により，血清CRPの低下とともに栄養障害が改善した重症熱傷の1例

症例　80歳，男性（身長148 cm），重症熱傷（深II度22.75％，深III度12％）
合併症：狭心症，心不全．血清クレアチニン 0.70 mg/dl

NST介入により，輸液および経腸栄養剤を用いてエネルギー摂取量を820→1,706 kcal/day，たんぱく質摂取量を30→60 g/day増やしたところ，血清CRPの低下とともにプレアルブミン（トランスサイレチン）およびアルブミンの上昇が認められた．このように，血清CRPとアルブミンの変動は逆の動きを示す．

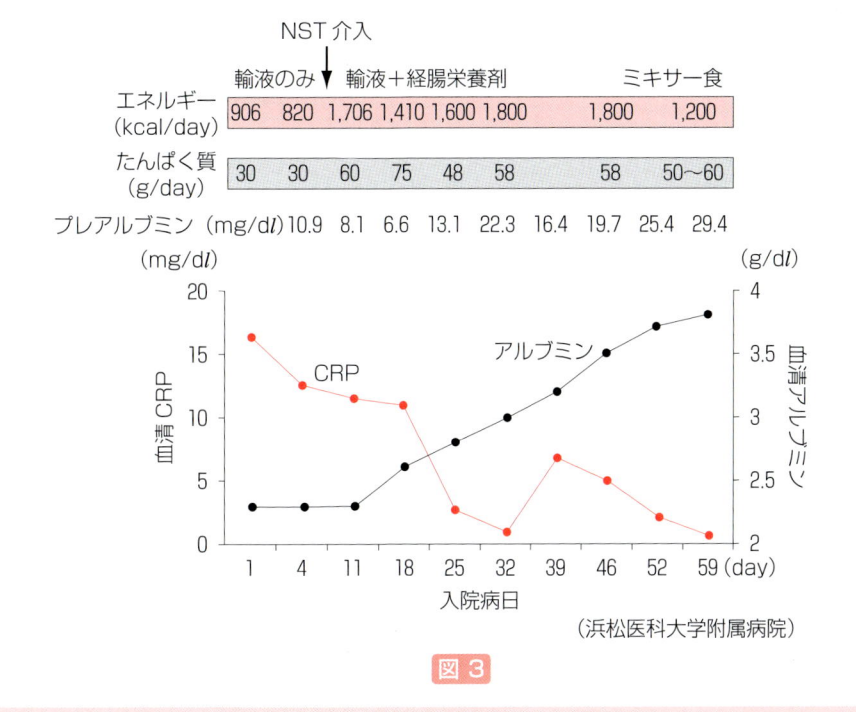

（浜松医科大学附属病院）

図3

6. 炎症性サイトカイン

透析患者では血中の可溶性TNF受容体やIL-6濃度が上昇している．低アルブミン血症患者ではこれらの血中濃度はさらに上昇し，血中アルブミン濃度と逆相関する[17]．また血中TNF-α，IL-1β，IL-6およびIL-13濃度の上昇は，血液透析患者の生命予後に対する危険因子である[9]．

●おわりに

透析患者では栄養障害（malnutrition）および炎症（inflammation）が高率に存在し，動脈硬化性疾患による心血管事故や生命予後に関連する．こうした三者の密接な関連性は，MIA（Malnutrition, Inflammation, and Atherosclerosis）症候群あるいはMICS（Malnutrition-Inflammation Complex Syndrome）と呼ばれている．そして，最近ではこれらの用語はPEW（Protein energy wasting）として統一されている．

炎症による栄養障害では，食事摂取量は正常〜軽度低下にもかかわらず血清アルブミン値の低下が高度であり，生命予後は不良である．透析患者の場合，尿毒症自体による栄養障害と炎症による栄養障害が混在している．したがって，透析患者の栄養評価の場合は，必ず血清CRP測定などの免疫検査を行い，炎症による栄養障害の有無をチェックする．

文　献

1) Eleftheriadis, T., Antoniadi, G., Liakopoulos, V., et al.：Disturbances of acquired immunity in hemodialysis patients. Semin. Dial. 2007；20：440-451
2) Sester, U., Sester, M., Hauk, M., et al.：T-cell activation follows TH1 rather than Th2 pattern in haemodialysis patients. Nephrol. Dial. Transplant. 2000；15：1217-1223
3) Dinits-Pensy, M., Forrest, G. N., Cross, A. S., et al.：The use of vaccines in adult patients with renal disease. Am. J. Kidney Dis. 2005；97：997-1101
4) Yildiz, A., Akkaya, V., Yildiz, P., et al.：No relation of tuberculin reactivity with quantitative analysis of peripheral blood lymphocyte subsets in haemodialysis patients. Respir. Med. 1999；93：119-122
5) Hak, L. J., Leffell, M. S., Lamanna, R. W., et al.：Reversal of skin test anergy during maintenance hemodialysis by protein and calorie supplementation. Am. J. Clin. Nutr. 1982；36：1089-1092
6) Bansal, V. K., Popli, S., Pickering, J., et al.：Protein-calorie malnutrition and cutaneous anergy in hemodialysis maintained patients. Am. J. Clin. Nutr. 1980；33：1608-1611
7) Wolfson, M., Strong, C. J., Minturn, D., et al.：Nutritional status and lymphocyte function in maintenance hemodialysis patients. Am. J. Clin. Nutr. 1984；39：547-555
8) Yasunaga, C., Nakamoto, M., Matsuo, K., et al.：Effects of a parathyroidectomy on the immune system and nutritional condition in chronic dialysis patients with secondary hyperparathyroidism. Am. J. Surg.

1999 ; 178 : 322-336

9) Kimmel, P., Phillips, T. M., Simmens, S. J., et al.: Immunologic function and survival in hemodialysis patients. Kidney Int. 1998 ; 54 : 236-244

10) Pifer, T. B., McCullough, K. P., Port, F. K., et al.: Mortality risk in hemodialysis patients and changes in nutritional indicators : DOPPS. Kidney Int. 2002 ; 62 : 2238-2245

11) Carvounis, C. P., Manis, T., Coritsidis, G., et al.: Total lymphocyte count : A promising prognostic index of mortality in patients on CAPD. Perit. Dial. Int. 2000 ; 20 ; 33-38

12) Reddan, D. N., Klassen, P. S., Szczech, L. A., et al.: White blood cells as a novel mortality predictor in haemodialysis patients. Nephrol. Dial. Transplant. 2003 ; 18 : 1167-1173

13) Kato, A., Takita, T., Furuhashi, M., et al.: Blood monocyte count is a predictor of total and cardiovascular mortality in hemodialysis patients. Nephron Clin. Pract. 2008 ; 110 : c235-c243

14) Johnson, D. W., Wiggins, K. J., Armstrong, K. A., et al.: Elevated white cell count at commencement of peritoneal dialysis predicts overall and cardiac mortality. Kidney Int. 2005 ; 67 : 738-743

15) Ikizler, T. A., Wingard, R. L., Harvell, J., et al.: Association of morbidity with markers of nutrition and inflammation in chronic hemodialysis patients. Kidney Int. 1999 ; 55 : 1945-1951

16) Kato, A., Odamaki, M., Takita, T., et al.: C-reactive protein in a predictor of short-term mortality in hemodialysis patients. Am. J. Nephrol. 2001 ; 21 : 176-178

17) Odamaki, M., Kato, A., Takita, T., et al.: Role of soluble receptors for tumor necrosis factor alpha in the development of hypoalbuminemia in hemodialysis patients. Am. J. Nephrol. 2002 ; 22 : 73-80

（加藤　明彦）

〔初出：臨牀透析　vol. 24　no. 9　2008〕

第3章 栄養評価

5 ADL（運動能力，生活活動）評価
Evaluation for activities of daily living（ADL）

▶ Key words　透析，腎不全，ADL，QOL

● はじめに

　増え続ける腎不全患者のADL低下は，患者自身の問題にとどまらず，介護する家族や社会に大きく影響する問題となっている．それは，透析患者の長期生存と，高齢導入者の増加に伴い，今後ますます深刻となっていく．ではいったい何がADL低下をもたらしたのか？ **表1**のようにいくつか直接的に関与しうる合併症を整理することができる．しかし，腎機能の廃絶により週3回透析を強いられる患者にとって，ADL低下に直結する運動器系そのものの萎縮あるいは不全は，日常的であり，内在しているといっても過言ではないように思える．それは加齢

表1 透析患者のADL低下に影響する疾患（病態）

1) 脳血管障害 　・脳出血 　・脳梗塞 2) 心疾患 　・<u>心不全</u> 　・弁膜症 　・狭心症・心筋梗塞 3) <u>低血圧症</u> 4) <u>閉塞性動脈硬化症（末梢動脈疾患）</u> 　・下肢切断，足壊疽 5) <u>透析ミオパチー</u> 6) <u>腎性貧血</u> 7) <u>たんぱく・エネルギー栄養障害</u>	8) 骨関節障害 　・<u>透析アミロイドーシス</u> 　　<u>破壊性脊椎関節症</u> 　　<u>手根管症候群</u> 　・<u>二次性副甲状腺機能亢進症</u> 　　<u>線維性骨炎，異所性石灰化</u> 　・脊椎圧迫骨折 　・腰椎症・頸椎症 　・変形性関節症（肩，膝） 　・骨粗鬆症 9) 視力障害 　・糖尿病性網膜症 10) うつ傾向 11) 加齢的変化 　・認知症

アンダーラインは腎不全・透析の影響が大きいと考えられるもの

という生物学的影響を受けた高齢者全般にも通じうる骨，関節，骨格筋の変化あるいは異常である．一般に骨格筋の萎縮は関節機能の障害を誘導し，また透析が長期となるとアミロイド骨関節病態がからみ，透析患者のADLは著しく損なわれる．

● ADLとは

そもそもADLとは何か？ activities of daily living，日常生活動作あるいは日常生活活動と訳される．「各人が生活する上での必要な，しかも各人ともに共通に毎日繰り返される基本的な一連の身体動作群」[1]ということになる．具体的には，① セルフケアといわれる食事，更衣，整容（身だしなみ），トイレ動作，入浴などの身辺動作，② 車いすやベッドへの移乗あるいは平地歩行や階段昇降，③ 排尿，排便時の括約筋コントロール，の3領域が評価対象となる．これらは「基本的ADL」といわれている．当然これだけでは社会生活を営むうえで不十分であり，バスに乗って買い物に行く，食事の支度をする，電話をかける，家計を管理する，などの基本的ADL項目を応用した難易度の高い動作群を「手段的ADL」と呼ぶ．広義のADLを指す場合は手段的ADLも含まれる．

● ADL障害と腎不全

さてADLの障害を論じる際に，この領域の障害が広く障害全体のなかで，どの階層に位置づけられるかを考える必要がある．ADL障害とは「日常生活の能力低下」と置き換えられるため，「障害の三段階構造」（1980年のWHO国際障害分類，**図1**）[1,2]からみた場合，中間の個体レベルの能力低下に属する．仮に糖尿病性網膜症を例にとると，この構造図は理解しやすい．網膜症によって視力障害（impairment）が生じ，その結果，歩行困難・識字困難（disability）となり，

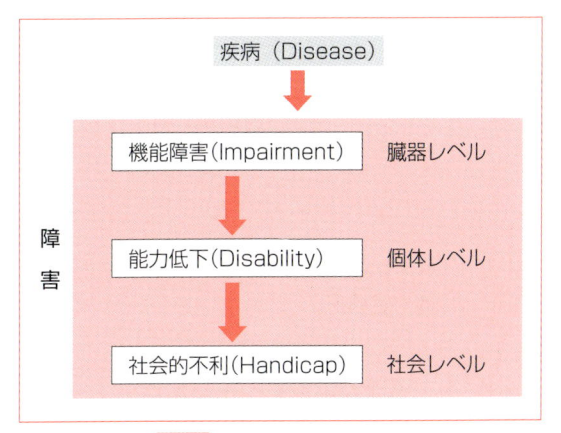

図1 障害の三段階構造
〔International Classifcation of Impairments, Disabilities, and Handicaps. WHO, 1980[2]より引用〕

社会的には復職困難（handicap），という具合である．しかし，内臓の病気は，視力，聴力といった感覚器の障害に比べて能力低下，社会的不利といった下位の障害に直結しにくい．内臓疾患のなかでもとくに腎不全は，呼吸不全，心不全と比べて能力低下がみえにくくなっている．実際，保存期から透析期までの慢性腎不全それ自体を，その"ADL 低下"の直接原因と考えるには無理がある．"ADL 低下"の原因には，確かに腎不全が関係した二次性副甲状腺機能亢進症やアミロイド骨関節症の問題が介在するケースもあるが，低栄養や貧血，あるいは意欲低下などによって生じる"動かない/動こうとしない"傾向が，主たる原因となっていることが少なくないように思える．逆にいえば，腎不全患者にみられる一般の ADL 低下は積極的に介入すれば回復する可能性をもっているということができる．

● ADL 評価法の種類

ADL 評価法の歴史は 1950 年代にさかのぼる．これまでに多くの評価法が登場し，最近では，呼吸器疾患，脊髄損傷，関節リウマチ，視覚障害，さらに小児用など，各疾患の障害特徴に合わせた病態特異的尺度を用いた評価法も検討されている．腎不全患者の ADL 評価法に特別なものはなく，脳血管障害後遺症患者，認知症患者，あるいは一般高齢者を対象にしたものと同様でよいと考えられる．代表的なものとして，国際的にもよく使用されているバーセル・インデックス（Barthel Index；BI）と機能的自立度評価法（Functional Independence Measure；FIM）の二つを紹介する．

1. バーセル・インデックス（Barthel Index；BI）

【特徴】
- 簡単にできて比較的正確な結果が得られる．
- 基本的 ADL を評価する．
- 採点は 2〜4 段階．

作成に関わった理学療法士 Barthel の名前からつけられたもので，歴史はかなり古い[3]が現在でも広く用いられ，日本リハビリテーション医学会のアンケート結果（1996 年）によると本邦では使用頻度がもっとも高い評価法となっている．医療専門職でない人にも容易に理解でき，実際の評価にあまり時間を要せず，しかも得られた結果は比較的正確であるという特徴がある．食事，椅子・ベッド移乗，整容，トイレ動作（ズボンの上げ下ろしと後始末を含む），入浴，平地歩行，階段昇降，更衣，排便，排尿の 10 個の基礎的な項目からなる（**表 2**）[3]．自立，部分介助，全介助の 2〜4 段階に分けて採点する．これらは基本的 ADL の評価項目であり，手段的 ADL は含まれない．満点が 100 点で全自立，60 点は部分自立，40 点は大部分介助，0 点は全介助と判断する．車椅子使用者は，全自立で 80 点となる．

表2 バーセル・インデックス（BI）

		点数	質問内容	得点
1	食事	10	自立，自助具などの装着可，標準的時間内に食べ終える	
		5	部分介助（たとえば，おかずを切って細かくしてもらう）	
		0	全介助	
2	車椅子からベッドへの移動	15	自立，ブレーキ，フットレストの操作も含む	
		10	軽度の部分介助または監視を要する	
		5	座ることは可能であるがほぼ全介助	
		0	全介助または不可能	
3	整容	5	自立（洗面，整髪，歯磨き，ひげ剃り）	
		0	部分介助または不可能	
4	トイレ動作	10	自立（衣服の操作，後始末を含む，ポータブル便器などを使用している場合はその洗浄も含む）	
		5	部分介助，体を支える，衣服，後始末に介助を要する	
		0	全介助または不可能	
5	入浴	5	自立	
		0	部分介助または不可能	
6	歩行	15	45 m以上の歩行，補装具（車椅子，歩行器は除く）の使用の有無は問わず	
		10	45 m以上の介助歩行，歩行器の使用を含む	
		5	歩行不能の場合，車椅子にて45 m以上の操作可能	
		0	上記以外	
7	階段昇降	10	自立，手すりなどの使用の有無は問わない	
		5	介助または監視を要する	
		0	不能	
8	着替え	10	自立，靴，ファスナー，装具の着脱を含む	
		5	部分介助，標準的な時間内，半分以上は自分で行える	
		0	上記以外	
9	排便コントロール	10	失禁なし，浣腸，坐薬の取り扱いも可能	
		5	ときに失禁あり，浣腸，坐薬の取り扱いに介助を要する者も含む	
		0	上記以外	
10	排尿コントロール	10	失禁なし，収尿器の取り扱いも可能	
		5	ときに失禁あり，収尿器の取り扱いに介助を要する者も含む	
		0	上記以外	

〔Mahoney, F. I., et al.：Md. State Med. J. 1965；14：61-65[3]　より引用〕

2. 機能的自立度評価法（Functional Independence Measure；FIM）

【特徴】
- 基本的ADLに加え認知系の項目も評価する．
- 採点は7段階に分けてあり，介助量が定量化される．
- 「生活している」ADLを評価している．

1983年，米国で医学的リハビリテーションのための統一データシステムを開発する計画があり，その中核となるADLの評価法が見直された．当時バーセ

表3 機能的自立度評価法（FIM）

● 項　目

運動領域	セルフケア	
	・食事	咀嚼，嚥下を含めた食事動作
	・整容	口腔ケア，整髪，手洗い，洗顔など
	・入浴	風呂，シャワーなどで首から下（背中以外）を洗う
	・更衣（上半身）	腰より上の更衣および義肢装具の装着
	・更衣（下半身）	腰より下の更衣および義肢装具の装着
	・トイレ動作	衣服の着脱，排泄後の清潔，整理用具の使用
	排泄コントロール	
	・排尿	排尿コントロール，器具や薬剤の使用を含む
	・排便	排便コントロール，器具や薬剤の使用を含む
	移乗	
	・ベッド，椅子，車椅子	それぞれの間の移乗，起立動作を含む
	・トイレ	便器への移乗，便器からの移乗
	・浴槽，シャワー	浴槽，シャワー室への移乗
	移動	
	・歩行，車椅子	屋内での歩行，または車椅子移動
	・階段	12～14段の階段昇降
認知領域	コミュニケーション	
	・理解	聴覚または視覚によるコミュニケーション
	・表出	言語的または非言語的表現
	社会的認知	
	・社会的交流	他患者，スタッフなどとの交流，社会的状況への順応
	・問題解決	日常生活上での問題解決，適切な決断能力
	・記憶	日常生活に必要な情報の記憶

● レベル

自立　　7　完全自立（時間，安全性を含めて）　　6　修正自立（補助具の使用）	介助者なし
部分介助　　5　監視または準備　　4　最小介助（患者自身で75％以上）　　3　中等度介助（50％以上）　完全介助　　2　最大介助（25％以上）　　1　全介助（25％未満）	介助者あり

〔千野直一 編：現代リハビリテーション医学，2004，205-220，金原出版，東京[1]より改変・引用〕

ル・インデックスなどがあったものの，より感度の良い科学的な評価法が望まれ考案された．現在 FIM はリハビリテーション分野の ADL 評価において，事実上の世界標準となっている．**表3** に FIM の評価基準と項目を示す[4]．

セルフケアや移動などの運動領域ではバーセル・インデックスが継承され，より細かく評価できる 13 項目となった．バーセル・インデックスと FIM の運動領域の間には高い相関がある．また新たに認知系の領域として，コミュニケーション，社会的交流などの 5 項目が加わり全部で 18 項目となっている．項目ごとに，自分では 25％未満しか行えない「全介助」の 1 点から，完全に通常の方法で行える「完全自立」の 7 点まで 7 段階に分けられる．客観的に介助量を定量することになり，そのスコアは介助の時間との相関が非常に高い[1]．また，その場で何かの動作をさせて「できる」ADL を採点するのではなく，ありのままの「生活している」ADL を評価する取り決めをしている．したがって，FIM は信頼性（だれが採点しても同じ点数になるか）・妥当性（評価すべきものを評価しているか）も高くなっている．

● QOL の身体的要素としての ADL

QOL（quality of life）という言葉がある．「生活の質」，すなわち，人が人らしくどのくらい望むとおりに生活できているかを計る尺度として用いられる概念である．精神的および身体的な「人の健康度」とおよそ同義であり，この評価には，米国で開発された SF-36（MOS Short Form 36-Item Health Survey）がもっともよく使われている．SF-36 は身体機能，日常役割機能（身体），体の痛み，全体的健康感，活力，社会生活機能，日常役割機能（精神），心の健康の 8 領域から

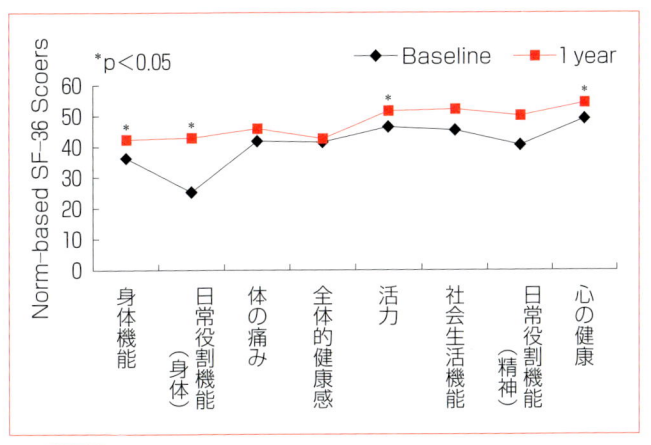

図2 長期間持久的トレーニングの QOL に及ぼす影響

〔Matsumoto, Y., et al.：Ren. Fail. 2007；29：587-593[6] より改変・引用〕

なる多次元尺度で，36項目により構成されている．それらは2つのサマリースコア（身体的健康度と精神的健康度）に要約できる[5]．

腎不全におけるQOL調査は，このSF-36を用いて広く行われていて，他の慢性疾患に比べると多い．一方，ADL調査報告はかなり少なく，腎不全が運動器系異常と一般には結びつかないことがその理由の一つであろう．ADLがQOLの身体的要素であることを考えると，SF-36の身体的健康度サマリーは腎不全患者のADL評価としても利用可能と考えられる．

● 腎不全リハビリテーションの提案とそれによるADL回復とQOL向上

先にも述べたが，破壊性脊椎関節症や手根管症候群など長期透析にみられるアミロイド骨関節症の合併，あるいは進行性の閉塞性動脈硬化症や脳血管障害などが関与しなければ，透析患者の，基本的生活活動能力（運動能力）低下は栄養不全や"動かない"傾向によるところが大きいと思われる．もちろん，その要素も生物学的加齢の影響を受けている．

私たちは維持透析患者に無理のない運動を定期的にさせて，どのくらい栄養状態やQOLが改善するかを調べてみた[6]．1回20分程度，透析前にエルゴメーターのペダルを踏むだけの下肢の持久的トレーニングで，栄養指標の改善とともに，QOLの身体的側面並びに精神的側面の向上が得られた（**図2**）．有意差のあったSF-36の身体機能と日常役割機能（身体）の2つの領域はまさしくADLをみているようなものである．低用量のトレーニングでも持続することによりADL回復につながることが判明した．透析患者のADL低下は少なからず可逆的であり，今後ADL，QOLの向上を目的とした腎不全リハビリテーションの導入が待たれる．

● おわりに

腎不全患者のADL評価について概説した．ADLはゆっくりと低下する傾向があり，ふと気がつくと日常生活に不自由がみられていたということは少なくない．半年ごとでもFIMなどを用いて日常生活能力を評価していくことは，能力低下が早期に発見されリハビリ治療へと発展する．個人の能力低下を軽減，回復させることは，個人のQOL向上にとどまらず，介助者の負担軽減ひいては社会的コストの減少へとつながり，その意義は大きい．

文 献

1) 千野直一 編：現代リハビリテーション医学．2004，205-220，金原出版，東京
2) World Health Organization：International Classification of Impairments, Disabilities, and Handicaps. WHO, Genova, 1980
3) Mahoney, F. I. and Barthel, D. W.：Functional evaluation ; the Barthel Index. Maryland State Med. J. 1965；14：61-65
4) 千野直一 監訳：FIM 医学リハビリテーションのための統一データセット利用の手引き（原書第3版）．1991，慶應義塾大学医学部リハビリテーション科，東京
5) 福原俊一，鈴鴨よしみ：SF-36 v2 日本語版マニュアル．2004，p.92，健康医療評価研究機構，京都
6) Matsumoto, Y., Furuta, A., Furuta, Y., et al.：The impact of pre-dialytic endurance training on nutritional status and quality of life in stable hemodialysis patients (Sawada Study). Ren. Fail. 2007；29：587-593

（松本　芳博）

〔初出：臨牀透析　vol. 24　no. 10　2008〕

第3章 栄養評価

6 MIA 症候群
Malnutrition–inflammation–atherosclerosis syndrome

▶ **Key words**　MIA，サイトカイン，CRP，栄養障害

● はじめに

　透析患者は，動脈硬化の発症モデルといっても過言でないほどさまざまな動脈硬化促進因子を内在している．近年，炎症が動脈硬化の発症進展に深く関与し[1]，慢性炎症はまた栄養障害を助長することが明らかになってきている．そこでMIA症候群という概念が提唱されている[2]．本稿では，MIA症候群の概略と，われわれの施設における栄養障害に対する栄養管理の実際について述べる．

● MIA 症候群とは

　MIAとは，「Malnutrition（栄養障害）」「Inflammation（慢性炎症状態）」「Atherosclerosis（動脈硬化）」の頭文字をとったもので，「MIA症候群」は，2000年Stenvinkelらにより名づけられた[2]．

　長期透析患者では，高齢化や透析の長期化，合併症に伴い，栄養障害が発生しやすい状況にある．透析療法では，① 不適切な食事制限のための栄養障害，② 不適切な透析療法による食欲不振，③ 骨代謝異常による歯科的な問題が栄養障害の誘因となっている場合，④ 脳梗塞，脳出血などの神経障害による嚥下障害が誘因となる場合，⑤ 悪性腫瘍による消化管疾患，など低栄養状態を引き起こす危険性を内在している．慢性炎症では，透析液の汚染，血液と透析膜の反応による生体不適合性が温床となり，尿毒症による免疫能の低下が炎症を助長している．さらに，慢性炎症は動脈硬化の原因，促進因子であることも明らかにされ，サイトカインを中心に慢性炎症，動脈硬化，栄養障害の悪循環が，心血管障害を助長して予後不良因子となる．したがって，透析患者では，透析を行っていること自体が「MIA症候群」にあるといっても過言ではない．

●透析液清浄化とMIA症候群

　　MIA症候群の本態として透析液汚染の問題がある．透析液汚染は，サイトカインを発生し，ラジカルストレスの誘導，脂質酸化物の誘導など，動脈硬化の進展に関与する[3]．また，サイトカインによる炎症は栄養状態を悪化させ，さらに動脈硬化の進展を助長する．

　　日本透析医学会でも透析液の清浄化に関するガイドラインを出しているが[4]，透析液清浄化は炎症性物質であるC反応性蛋白（CRP）を低下させ，代表的サイトカインであるインターロイキン（IL）-6も低下させる．その結果，血清アルブミン値が改善することが報告されている[5]．

　　日本透析医学会の透析液に関するガイドラインは以下のようなものである．

(1) 透析用水生物学的汚染管理基準
　① エンドトキシン（ET）活性値：0.050 EU/m*l* 未満，目標値0.001 EU/m*l* 未満
　② 生菌数：100 CFU/m*l* 未満，目標値10 CFU/m*l* 未満
(2) 透析液生物学的汚染管理基準
　① ET活性値：1 EU/*l* 未満
　② 生菌数：1 CFU/m*l* 以下
　③ 測定頻度：3カ月ごと，1年で全台実施することが望ましい．

●栄養障害に対する栄養管理の実際

　　MIA症候群のもう一方の要因として，栄養障害がある．栄養障害の原因はさまざまであるが，栄養状態を把握しつつ早期に介入することにより患者のQOL（quality of life）を改善し，予後改善の一助となる．

　　われわれの施設では，透析部とNST（nutritional support team）が連携をとり，毎週，入院透析患者に対し栄養再評価を行っている．透析部医師より，電子カルテ上で栄養障害についての指摘があり，NST管理栄養士および薬剤師は事前に必要栄養量を換算，栄養補給方法や補給量（静脈栄養，経腸栄養，経口栄養）を評価する．週1回のカンファレンスでは合併症，透析状況を考慮したうえで，栄養管理上の問題点があれば，主治医と相談し栄養補給方法を調整している．

1. 血清アルブミン（Alb）値による栄養状態の評価

　　栄養障害に対する栄養介入スクリーニング指標として，透析カンファレンスではアルブミン，ナトリウム，カリウム，リンのスクリーニング値を設定しており，その割合は表に示すとおりで，アルブミン3.0 g/d*l* 未満の割合は約50％であった．

　　また，透析導入群，心血管疾患合併群，悪性腫瘍合併群の3群においてアルブミン値を比較したところ，心血管疾患合併群は2.87±0.57 g/d*l* と他群と比較し有意に低値であった（図1）．CRPは炎症の指標として用いられているが，CRP高値の場合はアルブミン値に影響するといわれている．図2は，アルブミン値と

表 生化学検査データとNSTによる栄養介入スクリーニング指標

生化学検査データ（平均値）		NST介入基準とその割合	
Alb (g/dl)	3.0±0.7	3.0未満	51.5%
BUN (mg/dl)	59±24		
Cr (mg/dl)	8.0±3.3		
Na (mmol/l)	135±8	135未満	42.0%
K (mmol/l)	4.2±0.8	3.5未満	15.0%
P (mg/dl)	4.5±1.9	2.4未満	11.6%
Hb (g/dl)	9.2±1.7		

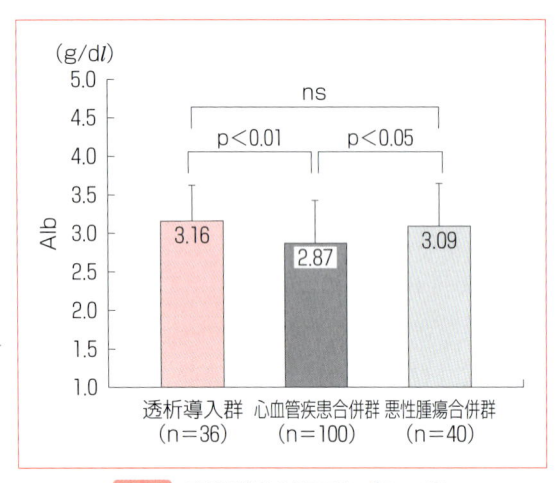

図1 疾患群別血清アルブミン値

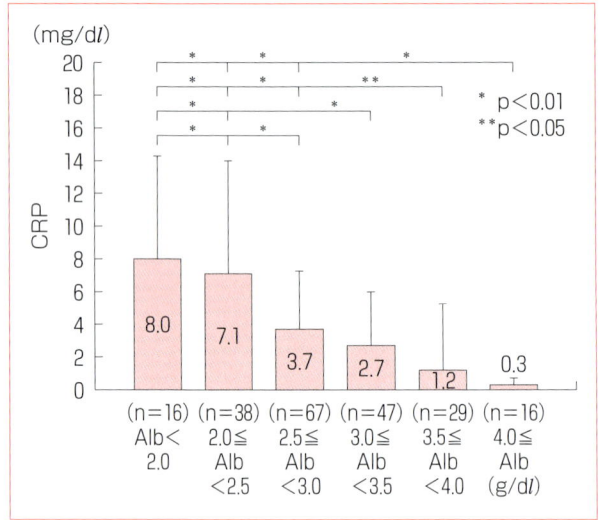

図2 血清アルブミン値とCRPの関係

CRPを比較したものであるが，CRP高値ではアルブミン値が有意に低値であった．CRPが栄養障害に関与していることが示唆される．

2. 必要栄養量の検討

K/DOQIガイドラインでは，維持透析患者における急性疾患合併時の栄養量について，エネルギー摂取推奨量は60歳未満で35 kcal/標準体重kg/day以上，60歳以上では30～35 kcal/標準体重kg/day，また，たんぱく質は1.2 g/標準体重kg/dayとされている[6]．

一方，たんぱく質摂取量がガイドラインより少なくても，エネルギー摂取量が十分であれば，栄養状態の悪化は認められないとの報告もあり，十分なエネルギー摂取量が重要である．実際は個々の栄養状態，摂取状況を考慮したうえでの栄養補給方法の決定となる．エネルギー補給量およびたんぱく質補給量と血清アルブミン値の関係をみると，少なくともエネルギー補給量25～30 kcal/標準体重

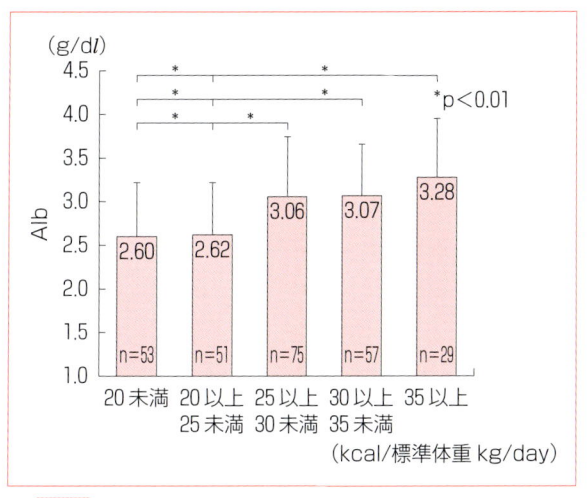

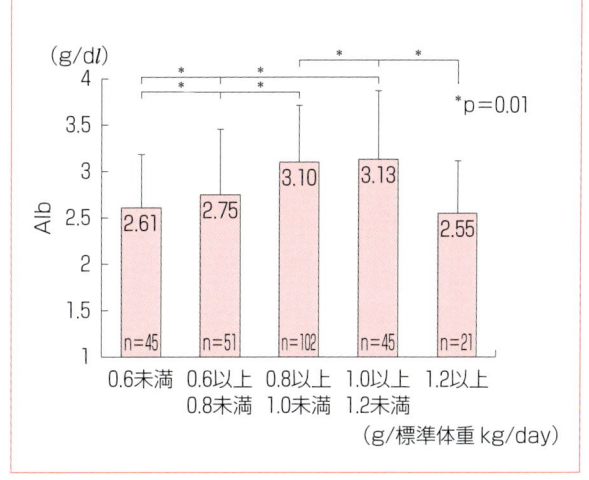

図3 エネルギー補給量と血清アルブミン値の関係

図4 たんぱく質補給量と血清アルブミン値の関係

kg/dayではアルブミン値は3.0 g/dl以上を示している．たんぱく質摂取量（栄養価計算）では0.8〜1.2 g/標準体重kg/dayにおいてアルブミン値は3.0 g/dl以上であった（**図3，4**）．

3. 栄養管理の実際

当施設で，2007年2〜7月に栄養アセスメントを実施した入院透析患者328例のうち，栄養補給方法による栄養障害として抽出され介入した割合は11%（36例），栄養介入時のアルブミン値は2.6 g/dl，BMI（body mass index）20.7±3.0 kg/m^2，栄養補給量はエネルギー21.9±7.2 kcal/標準体重kg/day，たんぱく質0.65±0.30 g/標準体重kg/dayであり，目標栄養量の6〜7割レベルでは栄養障害が懸念される．

また，食事の形態では粥食や経腸栄養補給時において栄養介入の必要な割合が高く，食事摂取量低下時の粥食，経腸栄養剤においては必要カロリーの保持，水・食塩バランス，血清ナトリウム値，血清リン値に注意が必要であると考えている．

MIA症候群患者へのNSTによる栄養介入の実例

症例 70歳代，女性
主 訴：発熱
既往歴：慢性腎不全にて透析導入（1995年）

▶ 現病歴

2008年7月21日まで急性咽頭喉頭炎にて入院していた．7月30日，透析後に発

熱・悪寒がみられ，また，血圧の上昇もあり，急性咽頭喉頭炎再燃との診断にて入院．
　入院時の身体測定値は身長 149 cm，体重 47.2 kg，BMI 21.3 kg/m^2，血液検査データでは Hb 9.6 g/dl，総蛋白 5.2 g/dl，アルブミン 2.2 g/dl，プレアルブミン 15.2 mg/dl，尿素窒素 24 mg/dl，クレアチニン 6.69 mg/dl，Na 137 mmol/l，K 4.0 mmol/l，Ca 7.8 mg/dl，P 3.7 mg/dl，CRP 11.23 mg/dl と低栄養状態でありNST 介入となった．

▶ 臨床経過

　口腔内白苔・多発潰瘍形成あり，心筋梗塞も併発し，経口摂取不良となった．8月6日より経鼻経管栄養開始．その後，口腔ケアにより改善し，9月16日より経口摂取を開始した．経管栄養施行中は，経腸栄養剤に低たんぱく用濃厚流動食品を組み合わせ，エネルギー約 30 kcal/標準体重 kg/day，たんぱく質 0.8 g/標準体重 kg/day を維持した．経口摂取時には，食欲不振もみられたが，粥食をハーフ食とし栄養補助食品にて栄養量を確保，経口摂取量も安定し，9月25日退院となった．退院時，アルブミン 2.8 mg/dl，プレアルブミン 22.5 mg/dl と栄養評価指標も改善した．

● おわりに

　MIA 症候群はその要因が多岐にわたるが，低栄養状態が合併症の発生を増加させ，予後を決定する重要な要因である．MIA 症候群の対策については栄養管理のみならず合併症や透析条件など，医師，看護師，臨床工学技士，管理栄養士などのチームとしての関わりが非常に重要である．栄養障害の早期発見，早期対応には透析チームの連携が欠かせない．

文　献

1) Patel, S., Celermajer, D. S. and Bao, S.: Atherosclerosis-underlying inflammatory mechanisms and clinical implications. Int. J. Biochem. Cell Biol. 2008；40：576-580
2) Stenvinkel, P., Heimbürger, O., Lindholm, B., et al.: Are there two types of malnutrition in chronic renal failure? Evidence for relationships between malnutrition, inflammation and atherosclerosis (MIA syndrome). Nephrol. Dial. Transplant. 2000；15：953-960
3) Memoli, B.: Cytokine production in haemodialysis. Blood Purif. 1999；17：149-158
4) 川崎忠行，内野順司：(社) 日本臨床工学技士会が考える透析液清浄化ガイドライン．透析会誌　2007；40：404-408
5) Masakane, I.: Clinical usefulness of ultrapure dialysate — recent evidence and perspectives. Ther. Apher. Dial. 2006；10：348-354
6) Combe, C., McCullough, K. P., Asano, Y., et al.: Kidney Disease Outcomes Quality Initiative (K/DOQI) and the Dialysis Outcomes and Practice Patterns Study (DOPPS): nutrition guidelines, indicators, and practices. Am. J. Kidney Dis. 2004；44(5 Suppl. 2)：39-46

（佐藤　敏子／田部井　薫）

第4章 栄養補給法

● 経腸栄養
● 静脈栄養
経口栄養—補助食品・機能性食品

❶ 経腸栄養
Enteral nutrition

▶ **Key words**　経腸栄養剤，腎不全，半消化態栄養剤

● **はじめに**

　栄養補給法として，経腸栄養法（enteral nutrition；EN）と経静脈栄養法（parenteral nutrition；PN）は，二大栄養療法として種々の領域で積極的に施行されている．ENの適応は，栄養アセスメントに基づき栄養補給が必要と認められた患者に対し，消化管機能が使用できる，またはある程度以上の消化吸収機能があり原疾患（たとえばクローン病や膵炎など）に悪影響を与えないかぎり，第一選択となる．

● **経腸栄養剤の分類と適応**

　ENには，経口栄養法と強制的な経腸栄養法がある．経口栄養法は栄養補給としてのみではなく，食欲や味覚など精神的な満足が得られる．しかし，条件としていくら食欲があったとしても咀嚼や嚥下などの摂食行動が可能であることが必須といえる．一方，強制的経腸栄養法は，経口摂取が不能な場合や食事からの栄養摂取量が不十分な場合に適応となる．

　経腸栄養の内容は，① 低栄養状態の程度，② 消化吸収機能の程度，③ 腸管の安静度，④ 基礎疾患の状態などにより決定される．それらに基づき経腸栄養剤の種類，投与経路，器具，器材を選択し投与されなければならない．

　経腸栄養剤は，天然濃厚流動食と天然食品を人工的に処理または合成した人工濃厚流動食に分類される．前者は，粘稠度が高く，太いチューブが必要であり経鼻からの栄養補給には適さないため最近では利用が少ない．一方，後者は，容易に吸収され取り扱いも簡便で流動性に富んでいるため細いチューブでも投与が可能である．

●経腸栄養剤の特徴

　人工経腸栄養剤は，吸収レベルにより三つに大別される．

　完全に消化される状態の栄養素としては，炭水化物は単糖類，たんぱく質はアミノ酸，脂質は遊離脂肪酸になったものをいうが，この状態の栄養剤は高浸透圧となり下痢を誘発しやすいことから，栄養剤としては糖質はデキストリンや二糖類，脂質は「0」または長鎖脂肪酸と中鎖脂肪酸を調合したもの，たんぱく質はアミノ酸またはペプチドで調整されているものがある．これらの栄養素のうち，たんぱく質の窒素（N）源の違いにより腸管内投与後の消化の必要性に応じて，①成分栄養剤（elemental diet；ED），②消化態栄養剤，③半消化態栄養剤，を使い分けることになる（表1）．

①成分栄養剤（ED），②消化態栄養剤の適応

　EDや消化態栄養剤は栄養素が消化された形で配合されているため，消化液（胃液・膵液・胆汁など）が欠如していても小腸粘膜酵素により加水分解されるかそのままの状態で吸収されるため，消化吸収障害のある患者にも適応が可能である．おもにクローン病などのような炎症性腸疾患や急性期の肝・胆・膵疾患患者の栄養補給に用いる．また，抗原性がないので，たんぱくアレルギー患者にも使用できる．しかし，EDや消化態栄養剤は脂肪含量を少量に調整しているため，単独での長期使用時には必須脂肪酸を含有する脂肪乳剤を経静脈的に補う必要がある．最近では食品としてのED（ペプチーノ®）も発売されている．

③半消化態栄養剤の適応

　消化管機能障害が軽度な場合には，脂肪も中性脂肪の形で必須脂肪酸の欠乏をきたさないようにした半消化態栄養剤が適応となる．脳血管障害などの中枢神経疾患や食欲不振，摂食障害患者では消化吸収機能が保たれているため，半消化態栄養剤や天然濃厚流動食が，安価で味にもバリエーションがあり最適である．半消化態栄養剤には薬品扱いのものと食品扱いのものがある．食品扱いのものは保険適用とならないため患者の自己負担となることから，長期投与が必要な場合に

表1　経腸栄養剤の分類と特徴

	半消化態栄養剤/ 天然濃厚流動食	消化態栄養剤	成分栄養剤
組成	・天然食品をブレンドしたもの ・N源はたんぱく質	・天然食品を人工的に処理して消化態にしたもの ・N源はペプチド	・化学的に成分の明確なものだけで構成 ・N源はアミノ酸
消化と吸収	消化必要，吸収普通	消化ほとんど不要，吸収良	消化不要，吸収良
適応	狭い	比較的広い	広い
維持投与量	2,000 kcal 程度まで	2,000 kcal 程度まで	2,000〜3,000 kcal まで広い
取り扱い	大半が食品/一部薬品	大半が薬品	ほぼすべて薬品

は患者の経済的負担が大きくなるので留意しなければならない．

　今後，これらの栄養剤は薬品扱いのものは減少する傾向にあり，最新の栄養学を取り入れた栄養剤は食品として市場に出回ることとなるであろう．

●病態別経腸栄養剤

　糖尿病や肝疾患用，腎疾患用など疾患に応じた病態別の経腸栄養剤が急増している．代表的なものを紹介する．

　① **糖尿病用**：急激な血糖上昇を抑えるために脂肪含有量を増加したもの（グルセルナEx®，タピオン®など），糖やデキストリンの改良を行い食物繊維を強化することにより腸管からの吸収を遅延させるようにしている栄養剤（インスロー®，DIMS®など）がある．

　② **肝不全用**：肝性脳症や肝不全によるアミノ酸インバランスの補正を目的としたもので，アミノ酸〔分枝鎖アミノ酸（BCAA）/芳香族アミノ酸（AAA）〕の比率配合を高くした栄養剤である．これらには，薬品（アミノレバンEN®，ヘパンED®，リーバクト®）と食品（ヘパス®，アミノフィール®）がある．

　③ **慢性閉塞性肺疾患用**：栄養素は体内に取り込まれ代謝されることによりエネルギーを獲得している．なかでも糖質は，体内では二酸化炭素（CO_2）と水（H_2O）に分解されるため糖質を多く摂取するとCO_2の産生量が多くなることになる．慢性閉塞性肺疾患の患者ではこのCO_2が体外に十分排泄できないため，体内にCO_2が蓄積しやすい状態となる．そこで，エネルギー基質として糖質ではなく脂質の割合を多くしている栄養剤（プルモケア®，オキシーパ®）がある．

　④ **周術期から急性期侵襲期，免疫低下期用**：特殊栄養素（グルタミン，アルギニン，核酸，ω3系脂肪酸など）をおもに調整した栄養剤（インパクト®，イムン®，オキシーパ，GFO®）である．あらかじめ手術などの侵襲が予測される場合には，前もって摂取することにより術後回復に効果があるとの説もある．

　⑤ **腎不全用**：腎機能によりたんぱく質量を調整する必要があるためたんぱく質量を低く抑えたものと通常のものがあり，1 m*l* 当りのエネルギー量が1.5 kcal以上と高エネルギーで，カリウム（K）やリン（P）量も低く調整している栄養剤（レナウェル®，リーナレン®）である．

●腎不全経腸栄養法の適応と実際

　① **消化管および嚥下・摂食障害がない場合**：腎疾患では原則として経口による栄養補給を行う．その際には，「CKDの診療ガイド」（日本腎臓学会，2009），「慢性腎臓病に対する食事療法基準2007年版」（日本腎臓学会，2007）に準ずる．また，糖尿病性腎症においては，「糖尿病性腎症の食事療法基準」（厚生省，1994年版）を使用する場合もある．

　② **脳血管疾患や嚥下・摂食障害を伴う腎疾患患者**：経鼻または胃瘻からの経管栄養を行う．その際には，腎不全用の経腸栄養剤を用いる．たんぱく質の調整のた

めに各社，低たんぱく質含量のものと通常量のものと2種類が市販されているが，当院では，オリジナルとして「腎不全用ミルク」と称し，個々に対応できるようにブレンドしている．しかし，最近では，市販されている経腸栄養剤の混合で調整可能である．ただし，栄養剤によっては分離や沈殿を生じることがあるので，あらかじめ十分に調整確認を行ったうえで，投与することが望ましい．

③ ナトリウム（Na），K，P：蓄尿および血液検査成績に基づき調整することが重要で，血液検査成績のみで調整すると過剰投与や不足を招くこともある．たとえば，高K血症の場合，投与量が適切であっても，投与エネルギー量が不足のため異化亢進状態になったり，アシドーシスが原因であった場合には，厳しいK制限は低栄養を助長する可能性がある．

④ 消化剤〔マグネシウム（Mg）含有〕服用の場合：低P血症をきたす場合があるので，P吸着薬との併用時には，とくに注意する．また，十分に経口摂取ができない患者では，腎不全用の経腸栄養剤でも低P血症をきたすことがあるので，腎不全用の経腸栄養剤に固執する必要はない．可能なかぎり1.5〜2.0 kcal/mlの高濃度の経腸栄養剤を使用する．

⑤ 透析患者：透析間体重増加量が3〜5％/理想体重以内に収まるように水分量の調整を行う必要がある．

【投与方法】

必要栄養量の算定：CKDステージに準じて算定する．

- エネルギー量＝27〜39 kcal×標準体重（または透析体重）kg

  〈Harris-Benedictの式より〉

  必要エネルギー量（BEE）×1.1（ストレス係数）×1.2（活動係数）

- たんぱく質量＝CKDステージにより0.6〜1.3 g×標準体重（または透析体重）kg

- 炭水化物（糖質）＋脂質エネルギー量＝必要エネルギー量－たんぱく質エネルギー量

    *糖尿病患者で低たんぱく質食の場合は，単純糖質は控えデキストリンなどの高分子多糖類を用いるとよい．

    *脂質はイコサペント酸（EPA）やドコサヘキサエン酸（DHA）に含まれているω3系脂肪酸の割合を増やす．

    *下痢状便の場合には，吸収のよい中鎖脂肪酸を用いるとよい．

- 電解質

    食塩：健常者でも1日の食塩必要量は1.5〜2.0 gでよいとされていることから，長期間のENでないかぎり不足することはまれである．

    カリウム（K）：CKDステージ3以上になると腎臓からのK排泄量が著しく低下するため，高K血症に陥ることがあるので，注意を要する．

1日のK量は1,500 m*l*程度を目安に調整する．

リン（P）：Kと同様に尿中への排泄量が低下するため，1日の目安量は800 mg以下が望ましい．ただし，下痢や低栄養状態のときは不足状態になることがあるので注意を要する．

・**水分**　尿量と体重の変化量に応じて調整が必要になる．CKDステージ3～4では尿の濃縮力が低下するため1日尿量1,500 m*l*以上を目安に，透析期では体重増加量が3～5％/ドライウエイト（DW）kg程度に調整する必要がある．

・**その他**　ビタミンK：脳血管疾患患者の場合，抗凝固薬としてワルファリンを服用している場合があるので，過剰にならないよう経腸栄養剤の調整が必要な場合がある〔INR（international normalized ratio）値を参考に調整するとよい〕．

経腸栄養剤の処方例

▶ **症例1：CKDステージ4，糖尿病性腎症**
50歳，女性．身長158 cm，体重53 kg
エネルギー量（Ene）1,500～1,600 kcal，たんぱく質（Pro）35～40 g，水分1,000～1,200 m*l*
【処方例（1日当り）】
①レナウェルA（375 m*l*）＋テルミールミニ（625 m*l*）
　（Ene 1,600 kcal，Pro 39.3 g，水分1,000 m*l*，食塩相当量1.7 g）
②リーナレンLoGIC 1.0（500 m*l*）＋リーナレンLoGIC 3.5（500 m*l*）
　（Ene 1,600 kcal，Pro 36 g，水分1,000 m*l*，食塩相当量1.8 g）

▶ **症例2：CKDステージ5D，血液透析**
65歳，男性．腎硬化症により透析導入．脳梗塞後に経鼻栄養となる．リハビリを開始している．身長168 cm，体重（ドライウエイト）60 kg
エネルギー量（Ene）1,700～1,800 kcal，たんぱく質（Pro）55～60 g，水分1,000～1,200 m*l*，K 1,500 mg，P 800 mg
【処方例（1日当り）】
①リーナレンLoGIC 3.5（1,000 m*l*）＋レナウェル3（125 m*l*）
　（Ene 1,800 kcal，Pro 57.5 g，K 490 mg，P 570 mg，食塩相当量2.6 g）
②テルミール2.0 α（800 m*l*）＋レナウェルA（125 m*l*）
　（Ene 1,800 kcal，Pro 57.8 g，K 820 mg，P 820 mg，食塩相当量2.2 g）

＊不足Na量は添加などにより補う．

表2 経口・経管栄養剤

商品名	L-6 PMプラス[a]	インパクト[a]	グルセルナー Ex[a]	アノム[a]	MA-8[a]	リカバリーSOY[a]	ペプチーノ[a]	アイソカル MAX[a]	インスロー[a]	プルモケアー Ex[b]	ペプスII[b]
会社名	旭化成ファーマ	味の素ファルマ	アボットジャパン	大塚製薬	クリニコ	三和化学	テルモ	ネスレニュートリション	明治乳業	アボットジャパン	クリニコ
区分	半消化態	半消化態	半消化態	半消化態	半消化態	半消化態	消化態	半消化態	半消化態	半消化態	半消化態
エネルギー kcal	200/200 ml 1,000/1,000 ml	253/250 ml	250/250 ml	200/200 ml	200/200 ml 1,000/1,000 ml	200/200 ml 1,000/1,000 ml	200/200 ml	300/300 ml 400/400 ml	250/250 ml	360/240 ml	150/125 ml
(1ml当りのエネルギー kcal/ml)	(1.0)	(1.01)	(1.0)	(1.0)	(1.0)	(1.0)	(1.0)	(1.0)	(1.0)	(1.5)	(1.2)
たんぱく質 (g)	5.3	5.5	4.2	5.0	4.0	4.5	3.6	3.6	5.0	4.2	3.3
脂質 (g)	2.4	2.8	5.6	2.8	3.0	2.5	0	4	3.3	6.1	2.4
炭水化物 (g)	—	13.2	—	14.0	14.7	15.6	21.4	13.2	—	—	19.5
糖質 (g)	14.15	—	8.0	—	14.3	14.6	21.4	12.2	12.4	7.0	16.1
食物繊維 (g)	1.7	—	1.4	0.5	0.4	1.0	0	1	1.5	—	3.3
ビタミンA (μgRE)	65	43	106	70	66	90	60	70μg	75	106	84
ビタミンD (μg)	0.7	0.15	0.7	1.0	0.4	0.75	0.6	0.63	0.75	0.70	0.7
ビタミンE (mg)	0.8(α-トコフェロール)	0.66	2.2mg(α-TE)	5.0	1.0(α-トコフェロール)	3	1.5	0.6	8.0mg(α-TE)	3.8mg(α-TE)	50(α-トコフェロール)
ビタミンK (μg)	5.5	3.6 (VK₂)	*3.0	8	6	4	7.5	6.3	*1	*3.3	20
ビタミンB₁ (mg)	0.19	0.07	0.16	0.18	0.10	0.2	0.5	0.15	0.60	0.3	0.19
ビタミンB₂ (mg)	0.22	0.07	0.18	0.20	0.11	0.2	0.25	0.23	0.50	0.3	0.20
ナイアシン (mgNE)	2.0	1.0mg	2.1	1.6mg	2.3	3	2.5mg	2.7mg	2.1	3.1	3.2
ビタミンB₆ (mg)	0.25	0.10	0.22	0.30	0.16	0.3	0.25	0.27	0.30	0.3	0.33
葉酸 (μg)	40	13.2	24	38	32	50	50	25	50	43	33
ビタミンB₁₂ (μg)	0.5	0.2	0.36	0.32	0.24	0.4	0.6	0.2	0.9	0.6	*0.33
パントテン酸 (mg)	5.0	—	4	*0.7	*0	2.8	12.5	—	*0.29	4.3	—
ビオチン (μg)	1.0	0.33	0.8	0.96	0.8	0.9	0.5	1.1	1.00	1.4	0.7
ビタミンC (mg)	27	9.39	21	100	8	10	50	27.5	40	21.3	67
コリン (mg)	—	—	—	—	—	—	—	—	*19.4	—	—
Na(ナトリウム) (mg)	175	109	93.2	130	75	125	70	130	70	87	80
Cl(塩素) (mg)	120	119	144	80	110	120	105	120	60	100	17
K(カリウム) (mg)	150	132	156	136	95	150	77	105	80	116	35
Mg(マグネシウム) (mg)	25	20	28	31	20	25	18	26	25	24	27
Ca(カルシウム) (mg)	75	47	70	63	60	75	75	62.5	80	64	50
P(リン) (mg)	70	53	70	88	60	95	40	80	80	64	35
Fe(鉄) (mg)	1.6	1	1.4	0.88	0.8	1.5	0.7	0.55	1.0	1.4	*<0.2
Zn(亜鉛) (mg)	1.2	0.66	1.2	1.5	*0.1	1.2	1.0	0.67	1.0	1.1	5.0
Mn(マンガン) (mg)	0.40	0.267	—	0.335	*0.01	0.27	*0.022	—	*0.01	—	*0
S(硫黄) (mg)	—	—	—	—	—	—	*33	—	—	—	—
Se(セレン) (μg)	5	3.3	*1.6	5	*1	2	—	2.5	3.5	*2.0	—
Cu(銅) (mg)	0.07	0.119	0.140	0.15	*0.01	0.12	0.05	0.067	0.05	0.139	*0
Cr(クロム) (μg)	5	2	—	6	—	3.7	—	3	3	—	—
I(ヨウ素) (μg)	22	10	—	13	*2	13	—	—	*2.8	—	—
Mo(モリブデン) (μg)	6	1.7	—	5	—	15	—	—	*2.9	—	—

成分(100 kcal中)

経腸栄養

商品名	リカバリー 1.5[b]	デルミール 2.0α[a]	レナウェル A[b]	レナウェル 3[b]	リーナレン LoGIC 1.0[b]	リーナレン LoGIC 3.5[b]	エレンタール[c]	ヘパン ED[c]	ラコール[c]	エンジョイ クリミッド[c]	アミノレバン EN[c]
会社名	三和化学	デルモ	デルモ	デルモ	明治乳業	明治乳業	味の素ファルマ		大塚製薬	アボットジャパン	大塚製薬
区分	半消化態	半消化態	半消化態	半消化態	半消化態	半消化態	成分栄養※1		半消化態	半消化態	半消化態
エネルギー kcal	300/200 ml 1,500/1,000 ml	400/200 ml	200/125 ml	200/125 ml	400/250 ml	400/250 ml	300 kcal/80 g	約310 kcal/80 g	200 kcal/200 ml 400 kcal/400 ml	250 kcal/250 ml 500 kcal/500 ml	200 kcal/50 g
(1 ml 当たりのエネルギー kcal/ml)	(1.5)	(2.0)	(1.6)	(1.6)	(1.6)	(1.6)					
たんぱく質 (g)	4	3.6	0.38	1.5	1.0	3.5	4.7 (三酢ニ)	3.69 (三酢ニ)	4.38	3.5	6.4
脂質 (g)	3.22	3.8	4.5	4.5	2.8	2.8	0.17	0.9	2.23 (脂肪)	3.5 (脂肪)	1.7
炭水化物 (g)	14.73	13.0	16.2	15.0	17.4	14.9	21.14	19.9	15.62	13.7	14.8
糖質 (g)	13.43	—	14.7	13.5	—	—	—	—	—	—	—
食物繊維 (g)	1.3	*0.1	1.5	1.5	1.0	1.0	—	—	—	—	—
ビタミン											
ビタミン A (μgRE)	70	50	15	15	30	60	216	232	207	250	222
ビタミン D (μg)	0.5	0.21	0.063	0.063	7.5	0.1	17	49	13.6	20	22.2
ビタミン E (mg)	1.7	1.1	3	3	30	1.0	1.00	5.4	0.650	3.0	4.0
ビタミン K (μg)	10	*8	*4.8	*4.8	15	*3.0	3 (VK₁)	14 (VK₁)	62.5 (VK₁)	7.0 (VK₁)	3 (VK₁)
ビタミン B₁ (mg)	0.18	0.09	0.3	0.3	30	0.10	0.065	0.289	0.380	0.15	0.047
ビタミン B₂ (mg)	0.2	0.10	0.34	0.34	15	0.12	0.067	0.312	0.245	0.17	0.07
ナイアシン (mgNE)	3.1	1.4 mg	4.0 mg	4.0 mg	1.9	2.0	0.74	1.1	2.50	2.0	0.72
ビタミン B₆ (mg)	0.3	0.13	0.5	0.5	0.42	0.63	0.088	0.216	0.375	0.20	0.096
葉酸 (μg)	40	17	50	50	84	63	15	43	37.5	15	24
ビタミン B₁₂ (μg)	0.5	0.2	1.3	1.3	0.25	0.20	0.2	0.7	0.320	0.6	0.2
パントテン酸 (mg)	4.5	*0.2	—	—	*0.97	*3.46	13	13	3.86	15	12
ビオチン (μg)	0.8	0.4	1.8	1.8	0.42	0.32	0.37	0.5	0.958	0.50	0.52
ビタミン C (mg)	24	15	15	15	5	5	2.60	7.5	28.1	15	2.9
コリン (mg)	—	—	—	—	*0.25	*5.0	2.86	27	—	52	2.4
ミネラル											
Na (ナトリウム) (mg)	100	50	30	30	30	60	86.7	59	73.8	80	19.9
Cl (塩素) (mg)	105	50	8	8	7.5	7.5	172.3	121.6	117	136	104.3
K (カリウム) (mg)	145	50	10	10	30	30	72.5	70	138	148	84.0
Mg (マグネシウム) (mg)	35	19	2	2	15	15	13.3	13	19.3	20	9.6
Ca (カルシウム) (mg)	60	38	5	5	30	30	52.5	79	44.0	52	27.8
P (リン) (mg)	100	50	10	10	20	35	40.5	62.4	44.0	52	39.9
Fe (鉄) (mg)	1.7	0.8	1.3	1.3	0.9	0.75	0.6	0.3	0.625	0.90	0.63
Zn (亜鉛) (mg)	1.3	0.7	*0.03	*0.03	0.75	—	0.6	1.16	0.640	1.50	0.41
Mn (マンガン) (mg)	0.5	0.15	*0.006	*0.006	*0.006	—	100	94	133	200	88
S (硫黄) (mg)	—	—	—	—	—	—	—*	—*	—*	—*	—*
Se (セレン) (μg)	4	4	—	—	3.0	3.0	—*	—*	—*	—*	—*
Cu (銅) (mg)	0.1	0.06	*0.001	*0.002	0.05	0.05	67	68	125	100	62
Cr (クロム) (μg)	3	(分析で微量)	—	—	*0.88	*0.81	—*	—*	—*	—*	—*
I (ヨウ素) (μg)	15	(分析で微量)	—	—	*0.63	*1.88	5.1	8.08	—*	—*	4.5
Mo (モリブデン) (μg)	12	(分析で微量)	—	—	*0.88	*1.31	—*	—*	—*	—*	—*

a：食品；液体（1~1.1 kcal/ml），b：食品；液体（1.1 kcal/ml 以上），c：医薬品
＊：原料由来または自社分析値，参考値，実測値．—：パンフレットの表示なし．—＊：分析表示なし．
α-TE：α-トコフェロール当量，表1に分類を表示．
(参考文献：薬事 Vol.56 No.1 (2005)，月刊薬事 Vol.47 No.9 (2005)，各社製品パンフレット)

栄養補給法

1 経腸栄養

135

● 当院のオリジナルテーラーメイド経腸栄養剤の紹介

　一般的な経腸栄養剤（1.0〜1.5 kcal/ml）をベースに糖質としてデキストリン，脂質として中鎖脂肪酸，たんぱく質として低リンミルク・エンジョイプロテイン・グルタミン，BCAA 粉末，そのほか調整食品としてオリゴ糖，ビフィズス菌，ファイバーの粉末のものを常備して必要量に応じて調整している．時に浸透圧が高くなり下痢を誘発しやすくなることがあるので注意を要する．

　＊今回紹介した経腸栄養剤について，成分を**表2**に示す．

● おわりに

　今回は，最近の経腸栄養剤の概要と腎不全患者向けの経腸栄養剤について述べてきたが，日々この分野の栄養剤は進歩し目まぐるしく変化していることから対応に苦慮しているのが現状ではないだろうか．さらに，栄養学の進歩によりますます多様化し，病態に応じた経腸栄養剤が求められているなかで，1施設で液状の経腸栄養剤を何種類も管理することは，保管スペースや賞味期限などの在庫管理が煩雑となることが想定される．そこで，今後の課題として，当院のような急性期の病院では，個々の栄養素を保有し調整できるスキルが望まれているのではないかと考えている．

参考文献

1) 酒井靖夫，他：経腸栄養法の実際．臨床栄養　2001；98：804-810
2) 雨海照祥，大石恭子：経腸栄養剤の選択と注意点—非蛋白カロリー/窒素比と Na イオンの意義．臨床栄養　2007；110：679-688
3) 日本腎臓学会 食事療法ガイドライン改訂委員会：慢性腎臓病に対する食事療法基準 2007 年版．日腎会誌　2007；49；871-878

（市川　和子）

〔初出：臨牀透析　vol. 25　no. 10　2009〕

第4章 栄養補給法

② 静脈栄養
Parenteral nutrition

▶**Key words** 経静脈栄養，血液透析，末梢輸液

● **はじめに**

　慢性腎不全患者における栄養管理は，MIA症候群（栄養不良・炎症・動脈硬化があいまって生命予後を悪くするという概念）などが注目されるに伴い重要性が増している．慢性透析患者において，経口摂取が十分な場合にも栄養管理が非常に重要であることはリン（P），カリウム（K）など日常診療のなかで実感されるところである．その一方で経口摂取が十分でない患者も多数存在し，その管理に悩まされることも多い．

　栄養管理において，経口摂取は常に基本となり，どの状態においても優先して考慮すべきであるとされている．また，たとえ経口摂取が難しい場合でも，経腸栄養を優先すべきであり，中心静脈栄養（total parenteral nutrition；TPN）は次善の策となる．しかしながら，血液透析（HD）患者においては週に3回透析時に intradialysis parenteral nutrition（IDPN）で補給することが考慮され，また腹膜透析でも諸外国では経腹膜のアミノ酸透析液など，非透析患者とは異なる機会があり，その現状に即した治療法の工夫が望まれる．

　本稿では，まず輸液の基本となる各種製剤の基本的概念を述べ，急性期の輸液の例，透析時の間欠的な栄養補給を行った例，長期透析患者での在宅療法としての輸液の例をあげていく．

● **輸液（末梢・中心静脈：アミノ酸輸液，ブドウ糖輸液，脂肪乳剤）**

1. 末梢輸液

　末梢輸液は，基本的に水分補給あるいはナトリウム（Na）補給を目的とする（水分補給とNa補給は多くの場合同義となる）．このため，点滴で末梢に入れるためには血管内と等張である必要があり，浸透圧が等張になるようにブドウ糖で作ったものが5％ブドウ糖液であり，食塩で作ったものが生理食塩水となる．各

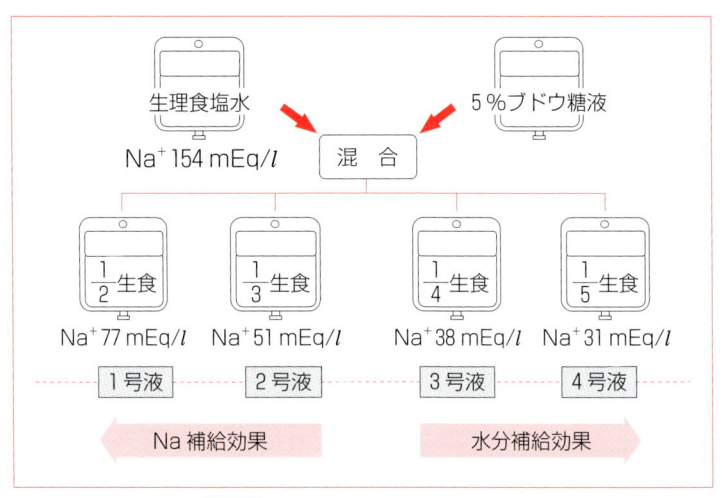

図1 末梢輸液製剤の成り立ち
〔金子朋広,他:治療薬 2000;5(2):31, 一部改変〕

種の末梢輸液製剤は,この生理食塩水と5％ブドウ糖液を混ぜることでできている(図1).透析患者において,水分補給は通常必要としないため,末梢輸液は必要としないことが多い.ルートキープなどを目的に生理食塩水を1日1,000 ml入れると食塩が9g相当入ることを念頭におくことが必要である.

2. 中心静脈輸液(アミノ酸輸液,ブドウ糖輸液,脂肪乳剤)

1) アミノ酸輸液

アミノ酸代謝の主要な場は,肝臓・腎臓・筋肉であり,このうちの一つである腎臓が働かない慢性腎不全患者においてアミノ酸プロファイルは,健常人と異なることになる.表1に示すようにバリン,ロイシン,イソロイシンの分岐鎖アミノ酸濃度は低下し,腎でのオルニチンサイクルによる代謝が欠如するために,その上流であるアスパラギン酸やシトルリンなどは上昇するなどが特徴となる[1].この低下している分岐鎖アミノ酸のうちロイシンに蛋白同化亢進作用が報告されており[2],さらに食欲亢進作用も期待されている.このことから,透析患者において不足し,蛋白同化低下・食欲不振につながっていると考えられる分岐鎖アミノ酸を補給することは合理的であると考えられる.また,HDは,その施行中にアミノ酸は1回で5～7g漏出するにもかかわらず,HD前後で必須アミノ酸を中心にアミノ酸濃度はほとんど変化がない.このことは体蛋白分解によりアミノ酸を補っていると考えられ,実際,透析施行中に蛋白合成よりも蛋白異化が亢進し,体全体としては蛋白分解の方向に進むことが報告されている[3].さらにHD施行中に栄養補給することで蛋白同化を促進させ,蛋白異化は抑制し体全体として蛋白同化の方向に作用することが報告されている[3].このようなことからHD中にアミノ酸ならびに栄養補給することで,蛋白異化を抑制し栄養状態を改善してい

表1 腎不全患者のアミノ酸プロファイル

	健常人（mg/dl）	腎不全患者（mg/dl）	
リジン*	2.83±0.50	2.14±0.38	↓
バリン*	3.09±0.53	1.71±0.26	↓
ロイシン*	1.53±0.17	1.12±0.17	↓
イソロイシン*	1.05±0.19	0.68±0.13	↓
フェニールアラニン*	0.89±0.06	0.91±0.20	
メチオニン*	0.43±0.05	0.91±0.20	
スレオニン*	1.50±0.22	1.03±0.49	↓
トリプトファン*	1.97±0.54	1.13±0.38	↓
セリン	1.27±0.14	0.89±0.50	↓
アラニン	3.37±0.45	4.26±1.42	
アルギニン	1.76±0.22	1.81±0.56	
ヒスチジン	1.37±0.06	0.98±0.31	↓
グリシン	1.61±0.13	2.17±0.95	↑
チロシン	0.96±0.08	0.61±0.08	↓
オルニチン	0.71±0.07	0.90±0.20	↑
シスチン	0.44±0.08	0.98±0.42	↑
グルタミン酸	0.83±0.15	0.94±0.24	
アスパラギン酸	0.14±0.05	0.24±0.12	↑
シトルリン	0.47±0.09	1.49±0.46	↑

*：必須アミノ酸

〔椿原美治：日本臨牀 2004；62（増刊6）：124-135[1]より改変・引用〕

表2 腎不全用と一般用のアミノ酸製剤の比較

商品名	内容量（ml）	窒素（g）	たんぱく質（g）
ネオアミユー	200	1.62	10
キドミン	200	2.0	12.5
アミノレバン	200	2.44	15.3
アミゼット	200	3.12	19.5

たんぱく質中の窒素量≒たんぱく質量/6.25

くことが期待される．

現在，市販されている腎不全用のアミノ酸製剤としてはネオアミユー®，キドミン®があり，これらは腎不全の特性を踏まえて作られている．一般のアミノ酸製剤（アミノレバン®，アミゼット®）と比較すると表2のようになり，通常1日2パック程度投与するとよい．

2）ブドウ糖輸液

透析患者においての栄養指導で基本は低たんぱく質・高エネルギーである．食事指導としては，標準体重（kg）当りエネルギーは30〜35 kcal/day，たんぱく

質は 1.0～1.2 g/day が推奨されており，これを輸液製剤で置き換えていくことになる（腎疾患の生活指導・食事療法ガイドラインより）．エネルギーの供給源としては脂質とブドウ糖になるが，TPN としては脂質製剤は用いることが難しく，ブドウ糖液のみで供給すると考えてよい．

3）脂肪乳剤

脂肪乳剤は，単独で末梢輸液として投与することが望ましいとされている．このため，末梢ラインが取りにくい透析患者では用いることが難しい．投与量・頻度について，こまかい基準が定められていない．少量でも経口より摂取できている場合は，脂肪乳剤の投与を行わなくてもよいと考えられる．一般的に，TPN のみで長期にわたる場合は，週に 1～2 度の投与が望ましい．

4）インスリン

透析患者において，原疾患が糖尿病であるものが多い．また，糖尿病以外が原疾患であっても，耐糖能異常があることも多いので，透析患者において，TPN を行った場合，常に血糖を測定し，必要に応じてインスリンを投与することを忘れないようにしないといけない．

●使用の実際

1. 透析患者の急性期の輸液の例

透析患者では肺炎，消化管出血，脳梗塞などいろいろな合併症により，入院当初より経口摂取が難しくなり，TPN を行わざるをえないことが多い．従来は**表3** の Plan 1 のように水分量を減少させるために 70％ブドウ糖液を基剤として必要なものを調合することで腎不全用の輸液を作製していたが，ハイカリック RF® の登場により Plan 2 のようにずっとシンプルで同様の輸液を実現することが可能になった．カロリー/N 比は，投与窒素量に対してエネルギーがどの程度あるかを指す指標であり，これは通常でも 200 以上が望ましいとされており，腎不全ではより高めが推奨されている．**表4** に示すようにカロリー/N 比は Plan 1 でも Plan 2 でもよい値となるように設定されている．なお，Plan 2 では K，P の投与が 0 であるなど，長期に続けると問題となる点もあり，これらは電解質の推移やその他の全身状態に合わせて微調整が必要となる．

2. 透析時の間欠的な栄養補給の例

慢性腎臓病（CKD）患者の栄養管理ガイドラインは，日本では日本腎臓学会からのガイドライン[4]が，米国からは National Kidney Foundation（NKF）による Kidney Disease Outcomes Quality Initiative（K/DOQI）ガイドライン[5]が出ている．日本のガイドラインは，一般的な食事療法に対する栄養ガイドラインであり，透析患者のアミノ酸代謝異常や慢性的な消耗状態に対する治療についてはとくに触れていない．これに対して，K/DOQI のガイドラインは 2000 年の時点でのエビデンスを踏まえて，HD 患者ならびに腹膜透析患者に対する栄養補給（ア

表3 腎不全用輸液作製プラン

Plan 1		Plan 2	
70％ブドウ糖液	350 ml	ハイカリック RF	500 ml
キドミン	200 ml	キドミン	200 ml
メディジェクト10％Na	20 ml	エレメンミック	1 A
(KCl)	(10 ml)	(ヒューマリンR)	(10単位)
(カルチコール)	(10 ml)	ハイカリック RF	500 ml
(メディジェクト Mg)	(4 ml)	キドミン	200 ml
エレメンミック	1 A	ビタジェクト	1 set
(ヒューマリンR)	(10単位)	(ヒューマリンR)	(10単位)
70％ブドウ糖液	350 ml		
キドミン	200 ml		
メディジェクト10％Na	20 ml		
(リン酸二カリウム)	(10 ml)		
ビタジェクト	1 set		
ガスター	10 mg		
(ヒューマリンR)	(10単位)		

1日量＝2パック＝Plan 1 or Plan 2

表4 腎不全用輸液（表3）の成分

	Volume (ml)	カロリー（糖質でのカロリー）(kcal)	窒素量（蛋白換算）(g)	カロリー/N (kcal/g)
Plan 1	1,186	2,060 (1,960)	4 (25)	420
Plan 2	1,400	2,100 (2,000)	4 (25)	500

	Na(mEq)(食塩換算)	K (mEq)	Cl (mEq)	Ca (mEq)	P (mg)	Mg (mEq)
Plan 1	68 (4 g)	20	78	3.9	155	4
Plan 2	50 (2.9 g)	0	30	6	0	6

ミノ酸補給を含む）にまで踏み込んでガイドラインを示している．

　HD患者の栄養補給としては，透析中に高カロリー輸液＋腎不全用のアミノ酸製剤を点滴するIDPNが簡便であるが，その適応にあたっては経口が優先されるべきであるとする一般的な指針に原則的に従うことがまず述べられている．それを踏まえたうえで

　① たんぱく質あるいはエネルギーの栄養不良の証拠がある場合，あるいは食事中のたんぱく質あるいはエネルギー摂取不良の証拠がある場合
　② 食事としてのサプリメントやチューブ補給などの経口栄養に耐えられない場合
　③ 経口あるいは経腸栄養とIDPNの組み合わせが個人の栄養の必要性に合致する場合

の三つの基準を満たすときはIDPNによる栄養補給を考えることが推奨されている．経鼻チューブなどを必要とせず，この治療法のために新たな時間や手間がないことがメリットであり，IDPNだけで1日の必要エネルギーを満たすことはできず，また経口摂取を増やす動機づけにならないこと，高価であることなどがデメリットであるとあげられている．

　腹膜透析患者の栄養補給としては，腹膜透析液経由の栄養補給が考えられる．日本では現時点では市販されていないが，アミノ酸を用いた腹膜透析液を用いてアミノ酸を補給するIPAA（intra peritoneal amino acid）を用いることで，たんぱく質摂取不足を伴う栄養不良状態の腹膜透析患者の蛋白バランスを改善することが報告されてきている．

いずれにしろ，アミノ酸代謝異常や消耗状態を背景にもつ透析患者における栄養管理は非常に重要であり，注意を払わねばならない．この栄養管理へのアプローチとしては，①HD患者に経口で栄養補給を行う[6),7)]，②HD患者にIDPNとして栄養補給を行う[3),8)]，③腹膜透析患者にIPAAを行う[9),10)]，④分岐鎖アミノ酸投与，蛋白同化ホルモン，成長ホルモンなどで食欲改善や蛋白同化の亢進をはかる[11)〜14)]などがあげられる．さらに運動を加えることで栄養状態の改善効果が向上することも報告されている．

　IDPNの具体的な処方としては，表3の急性期のPlan 2の2パックのうちの1パックを透析時に投与する形になることが多い．

　脂肪乳剤は，別に末梢ルートが必要であり，急性期の2週間程度であれば不要である．また，リーナレン®などが経腸投与可能になった時点では，脂質が入るため使用する必要性がない．経腸栄養ができず，TPNが長期化した場合は，末梢ルートを取る機会，たとえば輸血などのときに，1〜2週間に1回程度投与することを考慮すべきである．

3. 長期在宅栄養療法の例

　透析患者において，在宅栄養療法が必要となる場合，腎臓と消化管の2臓器が働かないことを意味しており，全身状態が悪いことが多く実施例は少ないと考えられる．経腸栄養が可能であればPEG（percutaneous endoscopic gastrostomy）を作製し経腸栄養を試みるべきであると考えられ，また，少量の栄養補助で栄養状態の維持が可能であればIDPNを行う．長期在宅栄養療法が可能なところまで病状が安定した場合は，TPNの中心静脈ポートを作製し，急性期のPlan 2の1日量を投与するとよい．

経静脈栄養（TPN）の実際

症例　80歳，男性
慢性腎不全，透析歴5年

　誤嚥性肺炎を契機に入院．経口摂取ができなくなり，TPNをPlan 2（表3）の2パック/dayで行う．抗生剤治療などで発熱・肺炎は改善し，経口摂取のリハビリを始める．リーナレン®3本が経鼻栄養で入った段階で，TPNはPlan 2の1パックに減量．その後，リーナレン3本が経口で飲めるようになり，少量の経口摂取も可能となったため，Plan 2の1パックを週に3回透析時に投与（IDPN）を行いながら，退院となった（図2）．

図2 入院後経過

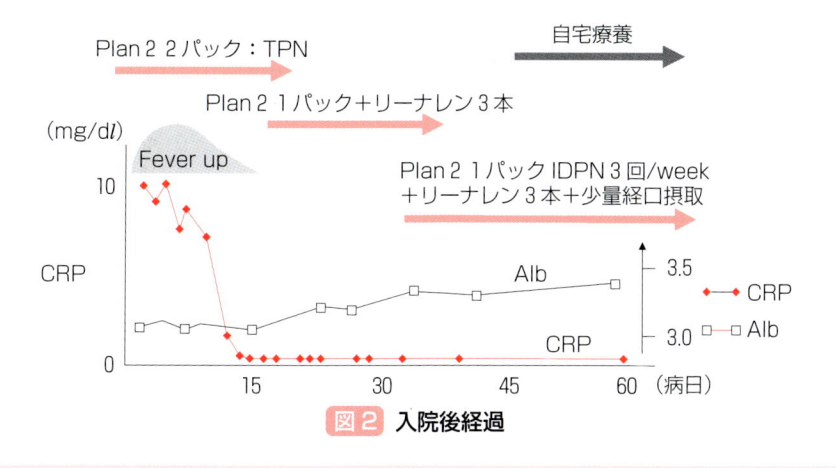

●おわりに

　　腎不全における栄養管理は非常に重要である．なかでも静脈栄養は，その投与の確実性から広く使用されている．また，透析時の透析ルートより静脈栄養を行うなどの状況に応じた応用も考えられている．しかしながら，経腸栄養が静脈栄養に優先することを念頭におき，常に経腸栄養を行う努力も忘れてはならない．

文　献

1) 椿原美治：たんぱく質・アミノ酸代謝異常．日本臨牀　2004；62(増刊6)：124-135
2) Anthony, J. C., Yoshizawa, F., Anthony, T. G., et al.：Leucine stimulates translation initiation in skeletal muscle of postabsorptive rats via a rapamycin-sensitive pathway. J. Nutr.　2000；130：2413-2419
3) Pupim, L. B., Flakoll, P. J., Brouillette, J. R., et al.：Intradialytic parenteral nutrition improves protein and energy homeostasis in chronic hemodialysis patients. J. Clin. Invest.　2002；110：483-492
4) 日本腎臓学会：腎疾患患者の生活指導・食事療法に関するガイドライン．日腎会誌　1997；39：1-37
5) NKF-K/DOQI：Clinical practice guidelines for nutrition in chronic renal failure. Am. J. Kidney Dis.　2000；35(Suppl. 2)：S1-S103
6) Caglar, K., Fedje, L., Dimmitt, R., et al.：Therapeutic effects of oral nutritional supplementation during hemodialysis. Kidney Int.　2002；62：1054-1059
7) Pupim, L. B., Majchrzak, K. M., Flakoll, P. J., et al.：Intradialytic oral nutrition improves protein homeostasis in chronic hemodialysis patients with deranged nutritional status. J. Am. Soc. Nephrol. 2006；17：3149-3157
8) Pupim, L. B., Flakoll, P. J. and Ikizler, T. A.：Nutritional supplementation acutely increases albumin fractional synthetic rate in chronic hemodialysis patients. J. Am. Soc. Nephrol.　2004；15：1920-1926
9) Li, F. K., Chan, L. Y., Woo, J. C., et al.：A 3-year, prospective, randomized, controlled study on amino acid dialysate in patients on CAPD. Am. J. Kidney Dis. 2003；42：173-183
10) Park, M. S., Choi, S. R., Song Y. S., et al.：New insight of amino acid-based dialysis

solutions. Kidney Int. 2006 ; 103 (Suppl.) : S110-S114
11) Hiroshige, K., Sonta, T., Suda, T., et al. : Oral supplementation of branched-chain amino acid improves nutritional status in elderly patients on chronic haemodialysis. Nephrol. Dial. Transplant. 2001 ; 16 : 1856-1862
12) Johansen, K. L., Mulligan, K. and Schambelan, M. : Anabolic effects of nandrolone decanoate in patients receiving dialysis : a randomized controlled trial. JAMA 1999 ; 281 : 1275-1281
13) Bossola, M., Tazza, L., Giungi, S., et al. : Anorexia in hemodialysis patients : an update. Kidney Int. 2006 ; 70 : 417-422
14) Pupim, L. B., Flakoll, P. J., Yu, C., et al. : Recombinant human growth hormone improves muscle amino acid uptake and whole-body protein metabolism in chronic hemodialysis patients. Am. J. Clin. Nutr. 2005 ; 82 : 1235-1243

（長澤　康行）

〔初出：臨牀透析　vol. 25　no. 4　2009〕

第4章 栄養補給法

③ 経口栄養 — 補助食・機能性食品（サプリメント・健康食品）
Oral nutrition

▶ **Key words** 　経口栄養，機能性食品，補助食，PEM，食事摂取量

●はじめに

　透析患者にかかわらず，私たちにとって口から食物を摂取することにより栄養素を体内に取り入れることは重要である．とくに，透析患者において十分に必要な食事量が確保できない状態は，たんぱく質・エネルギー栄養失調症（protein energy wasting；PEW）を発症する可能性が高い．透析患者のPEW発症には多くの要因が関係しているが，食事摂取量不足はただ食欲が低下していることによるものか，もしくは透析そのものに関連する問題によるものなのかを正確に評価し，適切な栄養介入が必要である[1),2)]．また，2007年度末の「わが国の慢性透析療法の現況」[3)]によると，糖尿病性腎症患者は33.4％を占め，10年前と比べ10％以上も増加している．さらに，透析患者の平均年齢は64.9歳と高齢化が著しい．それに伴い，透析患者の死亡原因は常に上位を占めている心不全，脳血管障害に加え，感染症によるものが年々増加している現状である．よって，すでに合併症を有している患者や高齢透析患者の栄養障害を防ぐためには食事面において，よりこまかい対応が必要になり，継続した栄養指導が患者の生命予後に影響を及ぼすことは明らかである[4),5)]．

　透析患者の食事療法基準[6)]は，日本腎臓学会より示され，エネルギー必要量が年齢，性別，生活強度別により算出されるようになった（表1）．しかし，これは現在の体重を維持することを念頭においていることから，経時的に患者の体重変化と食事摂取状況を観察し，評価していかなければならない．

　とくに，短期間の体調不良による食事摂取量不足だけではなく，高齢透析患者や種々の合併症をもつ患者では，通常の透析食のみでは十分な必要栄養素量を満たせない場合も多いため，補助食品の併用などで患者の状態に合わせた栄養補給を検討すべきである．

表1 成人の慢性腎臓病（CKD）に対する食事療法基準

<ステージ5D：血液透析>

- エネルギー（kcal/kg/day）……… 27〜39*1
- たんぱく質（g/kg/day）………… 1.0〜1.2
- 食塩（g/day）…………………… 6未満
- 水分（ml/day）………………… できるだけ少なく（15 ml/kgDW/day以下）
- カリウム（mg/day）…………… 2,000以下
- リン（mg/day）………………… たんぱく質（g）×15以下

kg：身長（m)²×22として算出した標準体重
kgDW：ドライウエイト（透析時基本体重）

*1：年齢，性別，生活強度別にみた推定エネルギー必要量（標準体重当り）

	男性		女性	
	身体活動レベル		身体活動レベル	
	Ⅰ	Ⅱ	Ⅰ	Ⅱ
70歳以上	28	32	27	31
50〜69歳	32	37	31	36
30〜49歳	33	39	32	38
18〜29歳	36	42	35	41

〔慢性腎臓病に対する食事療法基準2007年版．日腎会誌 2007；49：871-878[6]より引用・改変〕

●透析食をおいしく食べるために

　透析食事療法とは，個々に応じたエネルギーを十分に確保しながら，食塩，水分，カリウム，リンの摂取制限を日々行うことである．食事管理は栄養状態や身体状態の維持に重要であるが，継続することはなかなか難しい．普段の食生活において，無理をせず透析食を受け入れ，おいしく食べるためのポイントを以下に示す．

① 管理栄養士は患者とよく話し，患者が管理栄養士へ相談できる関係をつくる
② 患者自身がよく食べる食材や料理の栄養成分を知り，適量を把握する
③ 主菜は副菜より味を濃くし，食事全体にメリハリをつける
④ 揚げ物ばかりを取り入れず，炒め煮や食材別による高い吸油率を利用した調理法を取り入れる（例：かぼちゃの炒め煮，スクランブルエッグ，チャーハン，なすのソテーなど）
⑤ 季節の食材を利用する（例：煮物に茹でた菜の花やふきを添える，そら豆，栗ごはん，ゆず風味の酢の物など）
⑥ 惣菜やコンビニ弁当，ファーストフードを上手に利用する（例：一人暮らしや一人分だけ料理を準備するとき，外出時に，1食分もしくは主菜のみまたは副菜のみを選ぶなど）
⑦ 食欲低下がみられる患者には，炊き込みごはんやカレーライス，丼物，具

だくさんの汁物など，普段より塩味が濃いものを取り入れ，食欲の改善をはかる

● **補 助 食**

経口栄養摂取量が不足している場合，市販されている腎疾患治療用特殊食品（**表2**）や濃厚栄養流動食食品（**表3**）を食事の補助食として用いることを検討する必要がある．

補助食は食前食後のデザートや間食として利用できる（**表4**）ほか，とくに高齢透析患者へは，食前のアイスクリームが食欲増加に効果的である．また，いつ

表2　おもな腎疾患治療用特殊食品

	1個当りの容量（g）	エネルギー（kcal）	水分（g）	たんぱく質（g）	カリウム（mg）	リン（mg）	参考価格（円）
ゼリー・ムース・プリン類							
カップアガロリー（オレンジ）[*1]	83	150	45.2	0	5	1	1個 121
ソフトアガロリー（洋ナシ）[*1]	83	150	46.3	0	4	0	1個 121
ムースアガロリー（バナナ味）[*1]	67	160	37.3	0.2	18	9	1個 126
ニューマクトンプチゼリー[*1]	25	50	12.2	0	7.4〜8.7	0.5	30個入り 1,522
エネビットゼリー[*2]	150	200	95	0	18	8	1個 157
はい！ババロア（ストロベリー）[*3]	70	150	43.5	0.1	7	5	1個 120
エネルギー強化							
マクトンゼロパウダー[*1]	12.7（1袋）	100	0.1	0	0.2	0.2	30袋 3,570
粉飴[*4]	13（1袋）	50	0.4	0	0	0	40袋 554

[*1]：キッセイ薬品工業（株），[*2]：（株）三和化学研究所，[*3]：ニュートリー（株），[*4]：（株）H＋Bライフサイエンス

表3　当院で使用する補助食として利用可能な透析患者向け濃厚栄養流動食食品の1例

	1本当りの容量（g）	エネルギー（kcal）	水分（g）	たんぱく質（g）	カリウム（mg）	リン（mg）	参考価格（円）
テルミール® 2.0α[*1]	200	400	140	14.5	200	200	24本 8,870
グランケア®[*1]	125	200	96	5.0	95	62.5	1本 194
MA-R2.0[*2]	200	400	139	14.6	320	200	30本 9,628*
CZ1.5[*2]	200	300	155	12.0	286	180	30本 7,875*
エンジョイポチ[*2]	125	200	94	7.5	179	113	18本 3,402*
メイバランス® 2.0[*3]	200	400	139	14.0	200	200	24本 7,560
メイバランス® 1.5[*3]	200	300	153.6	12.0	300	180	24本 6,300
リーナレン MP[*3]	125	200	94.4	7.0	60	70	1本 210
メイバランス® Mini（コーヒー味）[*3]	125	200	94.5	7.5	120	140	1本 189

[*1]：テルモ（株），[*2]：（株）クリニコ，[*3]：明治乳業（株）
*の印がついているものは，メーカー販売価格．その他は，（株）ヘルシーネットワーク在宅通信販売カタログ参考．

表4 当院でデザートとして用いている腎疾患治療用特殊食品や濃厚栄養流動食食品を用いたエネルギー補給ゼリー

材　料	分量（g）	
① エンジョイポチ[*1]	いずれか 50	① 熱量 135 kcal たんぱく質 3.0 g
② メイバランス®Mini[*2]		② 熱量 135 kcal たんぱく質 3.0 g
マクトンゼロパウダー[*3]	2.0	
粉飴[*4]	10.0	
ゼラチン	0.5〜1.0	

[*1]：(株)クリニコ，[*2]：明治乳業(株)，[*3]：キッセイ薬品工業(株)，
[*4]：(株)H+Bライフサイエンス

・長期の継続使用の場合は①②のように，味の種類が多いものを使用し，同一の風味が続かないように配慮する．
・さらにたんぱく質補給をする場合は，たんぱく質強化食品の追加も可能．

表5 透析患者が利用または利用した経験がある健康食品

	商品または食品名[*1]	利用理由	性状	100 g 当り (mg)[*2] K	100 g 当り (mg)[*2] P	1日目安摂取量[*2]	問題点
市販されている機能性食品	O	便秘解消	粉末	2,600	260	10 g	K 上昇
	C	健康維持・増進	粒状	1,000	1,500	6 g (30粒)	P 上昇
	M	健康維持・増進	粒状	700	40	5 g (30粒)	とくになし
	U	肝臓・腎臓に良い，血圧低下	粒状	3,680	250	1 g (4粒)	とくになし
	P	滋養強壮，美容	粒状	400	60	1 g (4粒)	とくになし
	R	滋養強壮，美容	液状	265	232	5〜10 cc	とくになし
	G	関節痛	顆粒	7	2	3 g	とくになし
	T	カルシウム補給	粒状	930	12,000[*3]	6 g (12粒)	K・Ca 上昇
	A	便秘解消，野菜補給	液状	260	―	100 cc	K 上昇
	B	健康維持・増進	液状	3	5	30〜50 cc	体重増加
	P	血圧低下	液状	10.6	0	適量	体重増加

[*1]：類似商品が多く存在するため，商品名は商品または含有材料，成分名の頭文字などを用いた．
[*2]：おおまかな平均値，平均した商品の目安量とした．　[*3]：カルシウム値

〔森山幸枝，他：透析会誌 2005；38：131-138[7)] より引用・改変〕

でも補給ができ，1 kcal/m*l* 以上のエネルギー補給が可能である濃厚栄養流動食食品が勧められる．

　これらを用いて，エネルギーやたんぱく質強化をはかったゼリーを作ることも可能であるが，高齢者の場合は調理担当者も高齢であったり独居の場合も多く，さらに手を加えることは難しいと考えられる．患者の状態や好みに応じて使い分

けて利用を勧めていく．

● 機能性食品（健康食品・サプリメント）

　近年の健康食品やサプリメントブームにより，これら機能性食品を利用している透析患者も多くなってきている．機能性食品の効果はさまざまであるが，透析患者にとって食品成分上，摂取に問題のないものもあるが，カリウムやリン，カルシウムなどの含有量が多い食品も存在するため（表5），安易な利用は危険を伴う場合も考えられる[7]．また，透析患者は降圧薬など処方されている薬剤が多種多様であり，それら薬剤と機能性食品との相互作用にも注意しなければならない．
　いずれにしても，透析患者が機能性食品などを利用する場合は，医師や栄養士へ相談すべきである．

治療用特殊食品や濃厚栄養流動食食品を使用した実例

症例　80歳代，女性
原疾患：糖尿病性腎症（透析歴 17.4 年）
身長 146.0 cm，ドライウエイト 47.0 kg，標準体重 46.9 kg
ADL：車椅子生活
患者背景：夫と二人暮らし．介護保険サービス（食事支援）を利用し，ヘルパーが毎日昼・夕食を準備する

▶ 指示栄養素量
- 指示エネルギー量 1,400 kcal（30 kcal/kg 標準体重/day）
- 指示たんぱく質量 47.0 g（1.0 g/kg 標準体重/day）

　夫と介護ヘルパーの協力のもと，腎疾患治療用特殊食品や濃厚栄養流動食食品を取り入れ，食事摂取量の確保を行った症例である．
　患者には，「あまり食べたくない」と食欲低下傾向がみられ，それに伴い血液検査値も低下した（図）．好みの料理でも，一口，二口で食べるのをやめてしまう状況で，夫もヘルパーも困惑していた．時間をかけ患者と話し合い，「口当たりのよいもの」「量は少ないもの」を希望したため，1日1個を目安にカップアガロリー®の利用を開始した．その後，1日3個食べるなど，摂取量は患者に任せ，メイバランス®Miniも1日1本併用した結果，栄養状態は介入開始時までに戻った（表6）．
　当院では，定期的にケアマネジャーやヘルパーを対象にした透析食講習会を開催し，その際，担当ヘルパーからの相談を受けたり直接指導を行っている．本症例においても，講習会の際には，担当ヘルパーの相談にのると同時に，患者の栄養状態や身体状態について，管理栄養士の対応状況を説明した．また，患者は，「ヘルパーにはわがままは言えない」と考えていたことから，両者間の意思疎通が十分にはかれる関係作りを目指した．

十分な摂取栄養量ではないが，腎疾患治療用特殊食品や濃厚栄養流動食食品の利用がなければ，さらに栄養素量は確保できなかったと思われる．

介護者や調理担当者と連携をとることで，栄養介入のタイミングを逃さず，上手に補助食を利用することは有効である．

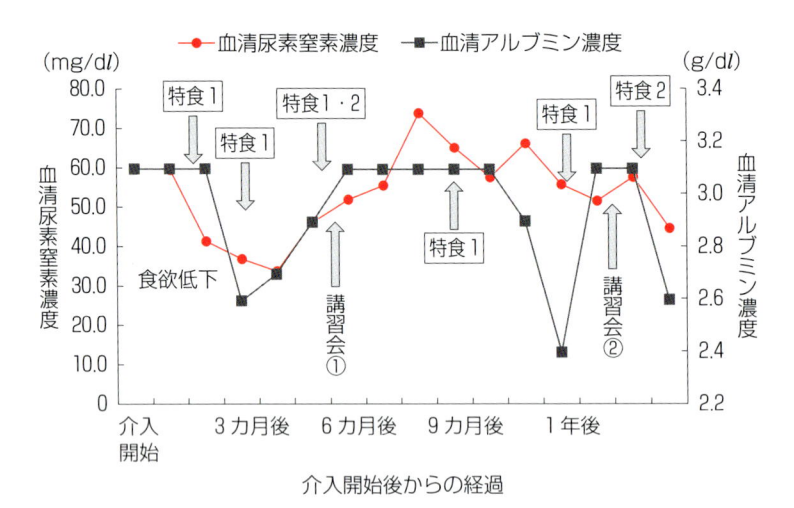

特食1：腎疾患治療用特殊食品：カップアガロリー（熱量150 kcal，たんぱく質0 g）
特食2：濃厚栄養流動食食品：メイバランスMini（熱量200 kcal，たんぱく質7.5 g）
講習会：透析食講習会（ケアマネジャー・ヘルパー対象）

図　症例の補助食利用状況と血液検査値の変化

表6

	介入時 (食欲低下 傾向あり)	3カ月後 (明らかな食事 摂取量低下)	6カ月後 (補助食 の利用)	9カ月後 (補助食 の利用)	1年後 (補助食の 再検討)
平均摂取エネルギー量(kcal)	1,188	—	—	1,200	—
平均摂取たんぱく質量(g)	55.1	—	—	43.3	—
血清アルブミン値(g/dl)	3.1	2.6	3.1	3.1	2.4
血清尿素窒素値(mg/dl)	59.8	36.9	52.3	65.1	55.6
PCR(g/kg/day)	0.80	0.55	0.69	0.85	0.79

● おわりに

透析患者の高齢化が進むなか，心身ともによりよい状態を維持するためには，経口摂取をいかに継続できるかが課題となるだろう．おいしく食べることが一番の課題であるが，そこには，食事内容だけではなく患者の生活状況や家族背景なども配慮しながら，患者個々に応じた栄養補給を考えていく必要がある．

文　献

1) 石崎　允：透析患者の栄養障害. Urology View　2006；3：76-83
2) Kalantar-Zadeh, K.：Recent advances in understanding the malnutrition-inflammation-cachexia syndrome in chronic kidney disease patients：What is next? Semin. Dial.　2005；18：365-369
3) 日本透析医学会：わが国の慢性透析療法の現況（2007年12月31日現在）. 2008
4) 加藤明彦, 市川和子：透析患者の合併症の現状と栄養学的問題. 臨牀透析　2007；12：9-16
5) 佐藤　譲, 森山幸枝：内科系慢性疾患. 臨牀透析　2007；12：17-23
6) 慢性腎臓病に対する食事療法基準 2007年版. 日腎会誌　2007；49：871-878
7) 森山幸枝, 武智世志子, 江里口理恵子, 他：慢性維持血液透析患者における健康食品への意識調査と利用状況. 透析会誌　2005；38：131-138

〔北島（森山）幸枝〕

〔初出：臨牀透析　vol. 25　no. 3　2009〕

第5章 治療

- 嚥下リハビリテーション
- 栄養サポートチーム
- 運動療法

1 嚥下リハビリテーション
Swallowing rehabilitation

▶ **Key words** 嚥下障害，スクリーニング，合併症

● はじめに

　腎不全患者においては，栄養管理が非常に重要であることが認識されてきている．一般的に用いられている栄養摂取の方法としては，経口摂取のほか，経静脈栄養，経腸栄養などがあり，必要に応じて併用される．このなかで，経口摂取はもっとも生理的であり，口腔や咽頭の衛生管理に役立つほか，消化管機能の維持，患者の生活の質（QOL）向上につながるなどのメリットがある．しかし，経口で栄養摂取を進める際には，嚥下障害の存在を念頭におく必要がある．嚥下障害は，食思不振や低栄養のほか，誤嚥性肺炎や窒息の原因となり，日常生活動作（ADL）が低下するのみならず，生命維持に危険をきたすこともある．

　当院透析患者に対し，嚥下障害に関する質問紙[1]を用いたアンケートを行ったところ，回答を得られた75名のうち，嚥下障害と判断されるAが一つでもついた患者は15名（20％）であった．腎機能障害患者における嚥下障害合併例は，患者の高齢化，脳卒中の既往のある患者の増加などにより，今後増加してくる可能性は高い．

● 嚥下障害の原因

　嚥下障害の原因は多様で，複数の要因が重なっていることも多い（**表1**）[3]．嚥下の段階は認知，口腔（取り込み，咀嚼），咽頭，食道と分類され，どこに問題があるのかを評価する必要がある．このほか，透析患者では，骨・ミネラル代謝異常が存在するため歯牙の異常に伴う咀嚼の問題[2]がある場合や，疲労や体調不良で嚥下機能が悪化するケースもあるため，注意が必要である．重症例や難治例，悪化していく症例などでは専門医への紹介が望ましい．

● スクリーニングと評価

　嚥下障害の可能性がある患者では，食事場面の観察や，咳や痰・発熱の有無，

表1 嚥下障害の原因疾患

A．器質的障害を起こすもの

〈口腔・咽頭〉
- 舌炎，アフタ性口内炎，歯槽膿漏
- 扁桃炎，扁桃周囲膿瘍
- 咽頭炎，喉頭炎，咽後膿瘍
- 口腔・咽頭腫瘍（良性，悪性）
- 口腔咽頭部の異物，術後
- 外からの圧迫（頸椎症，腫瘍 など）
- その他

〈食　道〉
- 食道炎，潰瘍
- 食道ウェブ，ツェンカー憩室
- 狭窄，異物
- 腫瘍（良性，悪性）
- 食道裂孔ヘルニア
- 外からの圧迫（頸椎症，腫瘍 など）
- その他

B．機能的障害を起こすもの

〈口腔・咽頭〉
- 脳血管障害，頭部外傷
- 脳腫瘍，脳炎，多発性硬化症
- パーキンソン病，筋萎縮性側索硬化症
- 末梢神経炎（ギラン-バレー症候群など）
- 重症筋無力症，筋ジストロフィー
- 筋炎（各種）
- 代謝性疾患（糖尿病 など）
- 薬剤の副作用，その他

〈食　道〉
- 脳幹部病変
- アカラジア
- 筋炎
- 強皮症，全身性エリテマトーデス
- 薬剤の副作用
- その他

C．心理的原因となり嚥下障害を起こすもの
神経性食欲不振症，認知症，拒食，心身症，うつ病，うつ状態，その他

- 嚥下運動の動きの障害＝機能的障害，動的障害
- 嚥下運動に関与する組織の異常＝器質的障害，構造的障害，静的障害
- 薬剤の副作用，術後の合併症，経鼻経管チューブなどによる嚥下障害を医原性の嚥下障害と呼ぶ．

〔聖隷三方原病院嚥下チーム：嚥下障害ポケットマニュアル（第2版）[3]．p.21 より引用〕

栄養状態などを確認する．食事場面の観察ポイントを示した（**表2**）[3]．問題を認めた場合には，医師の診察のもとに原因を確認していく必要がある．外来患者などでは，問診により嚥下障害スクリーニングをする．絶飲食から食事を開始する場合は，当院ではマニュアル（**図**）に基づきスクリーニングを行っている．

そのほか，食事前後での頸部聴診（呼吸音の変化を確認）や，食事中，経皮的に動脈血酸素飽和度（SpO_2）の低下がないかを観察することも，判断の手がかりとなる．また，患者に食事中に声を出してもらい，声が湿性になっていないかを確認することも有用である．

1．スクリーニングとして手軽にできる検査法

反復唾液飲みテスト（RSST）：口腔内を湿らせた後，空嚥下を30秒間で可能なかぎり繰り返す．2回以下が異常とされている．随意的な嚥下の繰り返し能力の確認．

表2 摂食場面の観察ポイント

観察項目，症状	観察ポイント	考えられるおもな病態・障害
食物の認識	・ボーッとしている，キョロキョロしている	・食物の認知障害，注意散漫
食器の使用	・口に到達する前にこぼす	・麻痺，失調，失行，失認
食事内容	・特定のものを避けている	・口腔期，咽頭期，味覚，唾液分泌低下，口腔内疾患
一口量	・一口量が極端に多い	・癖・習慣，口腔内の感覚低下
口からのこぼれ	・こぼれてきちんと口に入っていない	・取り込み障害，口唇・頬麻痺
咀嚼	・下顎の上下運動だけで，回旋運動がない ・かたいものが噛めない	・咬筋の障害 ・う歯，義歯不適合，歯周病など
嚥下反射が起こるまで	・長時間口にため込む，努力して嚥下している ・上を向いて嚥下している	・口腔期，咽頭期 ・送り込み障害
むせ	・特定のもの（汁物など）でむせる ・食事の初めにむせる ・食事の後半にむせる	・誤嚥，咽頭残留 ・誤嚥，不注意 ・誤嚥，咽頭残留，疲労，筋力低下，胃食道逆流
咳	・食事中，食事後に咳が集中する	・誤嚥，咽頭残留，胃食道逆流
声	・食事中，食後に声が変化する	・誤嚥，咽頭残留
食事時間，摂食のペース	・1食に30〜45分以上かかる ・極端に速く，口に頬張る	・認知障害，取り込み障害，送り込み障害など
食欲	・途中から食欲がなくなる	・認知障害，誤嚥，咽頭残留，体力低下
疲労	・食事の途中から元気がない，疲れる	・誤嚥，咽頭残留，体力低下

〔聖隷三方原病院嚥下チーム：嚥下障害ポケットマニュアル（第2版）[3]，p.30より引用〕

治療 1 嚥下リハビリテーション

水飲みテスト：30 mlの水を嚥下し，むせの有無，呼吸状態の変化を観察する．口腔内への取り込み，送り込み，誤嚥の有無などのスクリーニング．30 mlでは誤嚥が多く危険と判断される症例では3 mlから開始する（改訂水飲みテスト）．

2. 機器を用いた検査

以下は医師が行う必要のある検査であるが，スクリーニングや臨床的な工夫でうまく対応できない症例では有用である．

嚥下内視鏡検査（VE）：喉頭ファイバースコープを鼻から挿入し，咽頭喉頭の動

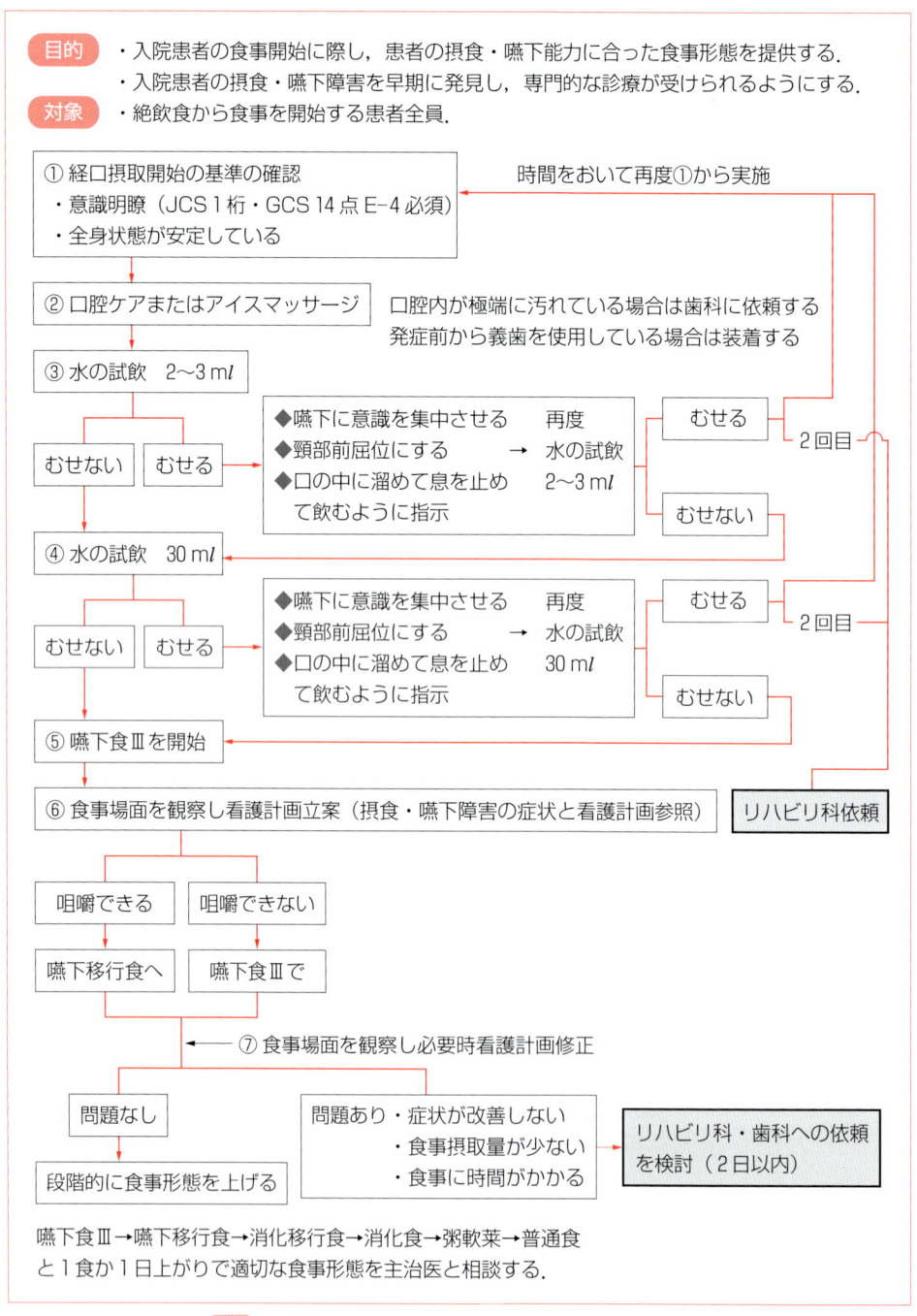

図 誤嚥性肺炎のリスクマネージメントマニュアル

〔聖隷三方原病院嚥下チーム：嚥下障害ポケットマニュアル（第2版）[3]．p.198より引用〕

きや構造に異常はないか，食物残留の有無，誤嚥の有無などを確認する．ベッドサイドや外来で随時施行でき，普段食べている食品で検査ができるメリットがある．

嚥下造影検査（VF）：透視下に，バリウムなど造影剤を含んだゼリーやとろみ

水，クッキーなどを用い，内視鏡で評価不十分である口腔から咽頭，食道への移行部分や食道内の様子などを確認する．リハビリテーションで必要な訓練，代償的方法をその場で行い，効果を見ることもできる．

このほか，肺炎を繰り返す例などでは，むせない誤嚥（silent aspiration）や，胃食道逆流症による慢性的な誤嚥の存在も，念頭においておく必要がある．

●嚥下障害に対する訓練

嚥下障害に対する訓練は，大きく分けて直接訓練（食物を食べることによる訓練）と間接訓練（食物を介さない訓練）とに分けられる．

直接訓練においてポイントとなるのは，① 食形態（食べやすい食品の選択，調理法，見た目など），② 食べ方（体幹や頸部の姿勢，一口量，食べるペースなど）である．摂食条件を設定し，前述の観察ポイントに注意を払いながら評価，必要に応じて条件を変更する．

<問題点がみられた場合，その場でできる対応法>

- 口からこぼれる：食器や器具の工夫，リクライニング姿勢（頸部は前屈）．
- むせる：嚥下の意識化，息こらえ嚥下，一口量を減らす，ゆっくり食べる．むせやすい食品があればそれを避け，水分でむせるようであればとろみをつける．嚥下前に頸部を左右どちらかに回旋したり，頸部前屈位をとったり，リクライニング姿勢が有効な場合もある．
- 注意散漫：カーテンで仕切る，食事に注意を向ける声かけ，テレビを消すなど．

嚥下の直接訓練には，必ず肺炎や窒息などのリスクが伴うため，医師の管理下に行うことが望ましい．事前に患者の全身状態や呼吸状態を確認するほか，吸引の準備，患者本人や家族へのインフォームド・コンセントを行っておくことも重要である．

また，間接訓練は摂食前の準備として実施するほか，適応や実施可能を判断し，バルーン法や頭部挙上訓練など，処方する患者の病態に合った訓練法を選択するとともに，全身状態の評価や運動負荷量の配慮が必要である．手軽にできる間接訓練としては，アイスマッサージ，空嚥下，頸部肩甲帯のリラクゼーションやストレッチ，口腔・舌の運動訓練などがある．

<透析患者の栄養面で注意するポイント>

十分な栄養量の確保と，症状に応じた蛋白，水分量，カリウム，塩分の制限を要する．

嚥下障害の実例

症例：82歳，男性
既往歴：肺気腫，喘息，慢性心不全，慢性腎不全，脳梗塞（ごく軽度の右片麻痺のみ）
発症前ADL：独居にて自立．食事も座位で普通食を自力摂取．

食思不振で入院し，食道機能異常を認めたほか，症候性てんかんの合併や腎機能低下とともに全身状態が悪化，咽頭期の嚥下機能も悪化した症例である．嗜好の問題もあって対応に難渋し，最終的に胃瘻栄養を行いつつ楽しみの摂食を継続することとなった．

▶ 現病歴

2月19日，食思不振と大量胸水貯留，腎不全増悪にてA市民病院へ入院．治癒後も食思不振が続いた．上部消化管内視鏡検査では異常を認めず，3月24日，精査加療目的にて当院腎臓内科へ転院．3月26日，嚥下障害の可能性について，当科へ相談あり．

▶ 経　過

「飲むことは可能で空腹感もあるが，飲み込もうとすると吐きそうになる」とのことで，4月3日，VFを行った．口腔・咽頭期は問題なかったが，食道逆流が著明で，下部食道に残留した物が咽頭まで逆流していた．食道残留は，ゼラチンゼリースライスの丸呑みで除去された．食思不振の一因として食道の機能異常が考えられ，食事中・食後のゼリー摂取，消化管運動改善薬使用，ならびに食後の運動を指導した．しかし，嗜好の問題もあり食事摂取量は伸びなかった．全身状態は小康状態となったが，4月21日，外泊した際，脳梗塞後遺症による症候性てんかんを起こし，以後絶食となった．意識状態の改善を待ち，4月30日，飲水テストを施行，ミキサー食を開始したところ，食後に湿性咳嗽を認めた．ADLはほぼ全介助となっており，易疲労性が著明で，消耗による体力低下とともに嚥下機能が悪化したものと考えられた．本人からは「サイダーが飲みたい」との強い希望があった．

▶ 嚥下訓練の開始

5月1日に2回目のVFを施行．座位で検査を開始したが，口腔内の食物の送り込みに時間がかかり，疲労感と呼吸苦が著明で，リクライニング姿勢とした．咽頭期ではゼリーを誤嚥，とろみで咽頭残留を認めた．一方，下部食道の食物残留量は減少しており，逆流も中部食道までと改善していた．咽頭・食道の残留除去には，3mlのサイダーの嚥下がもっとも有効であった．摂食訓練はハイリスクと考えられたが，本人と家族の強い希望で，体幹角度45度，ティースプーン1杯のサイダーととろみの液体を用い，嚥下訓練を慎重に行うこととした．一方で，主治医や家族と相談して栄養法を検討した．この後，腎機能と全身状態が徐々に悪化してむせが増加，嚥下性

肺炎を合併して絶食となった．5月21日，透析導入．5月31日，下大静脈血栓症および肺梗塞を指摘され，下大静脈フィルターを挿入．6月2日より中心静脈栄養にて腎不全用アミノ酸製剤を含む補液を行い，6月8日より経鼻経管栄養（1.6 kcal/ml，1,000 kcal/day まで漸増）を開始した．全身状態は徐々に安定．7月23日，胃瘻増設．栄養は経鼻経管栄養と同内容にて継続された．8月4日，本人から食事再開希望がありVE施行．ST（言語聴覚士）にて訓練開始し，徐々に離床も進んだ．10月8日，本人より「カステラが食べたい」との希望がありVE施行．少量ずつであれば，咽頭残留はあったが誤嚥は認めなかった．疲労時には嚥下機能が低下することが懸念されたため，非透析日に，希望食として上記を少量ずつ摂取していくこととなった．

● おわりに

嚥下障害は，栄養摂取の妨げとなり，肺炎のリスクもあるため，経口摂取を進める際には常に念頭におき，病状の変化に応じて管理することが必要である．今回述べたほかにも訓練・評価法は多数あり，これを機に嚥下障害に興味をもっていただき，成書を参照いただければ幸いである．

引用文献

1) 大熊るり，藤島一郎，他：摂食・嚥下障害スクリーニングのための質問紙の開発．日摂食嚥下リハ会誌 2002；6：3-8
2) 菅原剛太郎，千葉栄市，今 稔：長期血液透析症例の歯牙の障害状況と問題点．腎と透析 2005；59：149-152
3) 聖隷三方原病院嚥下チーム：嚥下障害ポケットマニュアル（第2版）．2003，25-40，医歯薬出版，東京

参考文献

1) 藤島一郎：よくわかる嚥下障害（改訂第2版）．2005，80-92，永井書店，大阪
2) 藤島一郎：ナースのための摂食・嚥下障害ガイドブック．2005，42-49，中央法規，東京

〔杉山（橋本）育子／藤島　一郎〕

〔初出：臨牀透析　vol. 26　no. 1　2010〕

第5章 治療

② 栄養サポートチーム（NST）
Nutrition support team

▶Key words　NST，腎疾患，食事療法

●はじめに―栄養サポートチームの歴史的変遷

　栄養サポートチーム（nutrition support team；NST）は，1968年のDudrickらによる中心静脈栄養法（total parenteral nutrition；TPN）の開発[1]にその端を発する．TPNの開発は，それまで経口摂取不能な患者に対する有効な栄養投与法がなく，不幸な転帰をとらざるをえなかった患者に恩恵をもたらす結果となった．そしてその管理に，医師以外に薬剤師や看護師などのコメディカルスタッフが求められるようになり[2]，さらにBlackburnらが栄養管理のなかに栄養アセスメントを体系づけ[3]，その役割を担う者として管理栄養士を位置づけた．そして1973年，米国ボストンシティー病院に初のNSTが誕生したとされる[4]．

　その後，NSTは米国のみならずヨーロッパへも広く普及したが，この背景にはTPN管理によるカテーテル敗血症などの合併症の予防と，高価なTPNの乱用による経費増大の抑制という側面があった[5),6)]．したがってNSTは，元来TPNによる栄養管理を行うために生まれてきた組織であり，治療法というよりも栄養状態の評価や栄養補給の管理がその役割の中心である[7]．

● NSTとは

　第三者機関である日本栄養療法推進協議会ではNSTを次のように定義している．
「栄養管理を患者個々や各疾患治療に応じて適切に実施することをnutrition support（栄養サポート）といい，この栄養サポートを医師，看護師，薬剤師，管理栄養士，臨床検査技師などの多職種で実践する集団（チーム）をNST（Nutrition support team：栄養サポートチーム）という」[4]

　これまで病院における栄養管理は，医師，看護師，管理栄養士がそれぞれに不十分な内容で，連携を取ることなく行われてきた．その結果，栄養状態に問題のある患者が放置されていたといっても過言ではない．

NSTとは，これまで放置されてきた臨床栄養の分野を，チームで解決しようとするチーム医療である．

● NSTの目的と役割

NSTの本来の目的は，栄養管理を患者個々に応じて適切に行うことにより，疾病の早期回復や進行の抑制，合併症の防止などをはかることであり，それによって患者やその家族の幸福に寄与することである．そして，その目的を果たすため次のような役割を有する．

① 栄養状態の評価と判定
② 適切な栄養管理が行われているかどうかのチェック
③ 適切な栄養量の算定と栄養管理法の選択，およびそれらについての主治医への提言
④ 栄養療法による合併症の予防と早期発見
⑤ 栄養管理上のコンサルテーションへの対応
⑥ 病院スタッフに対する栄養教育
⑦ 栄養に関する情報の収集とその提供
⑧ 栄養素材（各種栄養剤），栄養資材（栄養剤用ボトル・チューブ，ポンプなど）の適正な使用の検討
⑨ 褥瘡対策チーム，感染対策チーム，安全管理チームなどとの連携

● NSTの効果

NSTが十分に機能した場合，次のような効果が期待できる．

① 低栄養患者の早期発見とそれに対する早期対応
② 疾病の早期回復，進行の抑制，合併症の抑制
③ 入院期間の短縮
④ 栄養資材の無駄の軽減などによる経費削減
⑤ 医療費の抑制

NSTの効果のうち，時に医療費の削減効果のみがクローズアップされることがあるが，何より大切なのは疾病の早期回復，進行の抑制，合併症の抑制などの臨床効果であり，経済的効果だけでNSTを評価すべきではない．

● 当院におけるNSTの現状

1. NSTのメンバーと活動内容

当院におけるNSTは，2005年4月に準備委員会が開設され同年9月に外科単科型としてスタートし，翌2006年4月に全科型へと発展した．メンバーは，Chairman 1名（小児外科講師），Director 1名（管理栄養士），Core staff 3名（看護師，薬剤師，臨床検査技師），Staff 14名（医師1名，管理栄養士3名，看護師5名，薬剤師2名，臨床検査技師3名），Link nurse 11名で構成されている．

表1 昭和大学藤が丘病院NSTの活動内容

- 入院患者の栄養状態の把握と評価
- 主治医より依頼のあった患者への回診と適正な栄養管理についての指導，助言
- 栄養管理上のコンサルテーションに対する指導・助言
- 栄養管理に必要な資材についての検討
- 職員に対する栄養管理に関する情報の提供と教育
- 栄養管理についての調査・研究
- 教育認定施設としての役割

活動内容は表1に示したとおりで，毎月平均20名（延べ件数25件）の患者に介入している．

2. 薬剤師，臨床検査技師とのかかわり

当院において，NSTが患者の栄養評価や栄養学的な介入を行う場合，薬剤師と臨床検査技師の果たす役割は大きい．

薬剤師は，患者の病態や栄養状態を的確に把握したうえで，その患者にもっとも適すると考えられる栄養輸液製剤の種類や量，さらにその投与方法などについての提言を行う．また，患者が食欲不振や下痢などの症状を呈する場合，その原因が処方薬の副作用であるときには，副作用の軽い薬剤への変更を提言するなど，薬剤の専門家ならではの視点で的確なアドバイスを行っている．

臨床検査技師は，すべての入院患者の血清アルブミン値のモニタリングを行っており，そのうち3週間連続して3.0 g/dl 未満の患者をリストアップし，それを病棟のLink nurseへ報告している．報告を受けたLink nurseは，それを主治医へ報告するとともにNSTへコンサルトするかどうかを相談する．

このように，薬剤師，臨床検査技師は入院中の患者の栄養状態の把握に，重要な役割を担っている．

3. 職員全体への広報・教育

NSTの役割の一つに，職員に対する栄養管理の重要性とその方法についての広報・教育がある．当院でも，広報と教育の両方を兼ねて次のような活動を行っている．

① NSTニュースの発行：3～4カ月に1回のペースで，栄養評価や栄養管理の実際を中心にNSTニュースを発行している．実際の内容は"最新の栄養剤の紹介"，"輸液療法の注意点"などで，管理栄養士，看護師，薬剤師，臨床検査技師が輪番制で執筆している．

② 院内講演会の開催：年に3回，院外から栄養管理に造詣の深い講師を招き講演会を開催している．毎回院内の医師，看護師などを中心に多数の参加者を得て

いる．

　③ 栄養管理マニュアルの作成：NSTの重要性とその役割，NSTへコンサルトすべき患者の条件，NSTへのコンサルトの方法，NSTが行う栄養評価や栄養学的な介入の内容などを1冊のマニュアルにまとめ，それを各病棟に配置した．各病棟のLink nurseは，NST対象患者が発生した場合，このマニュアルをもとに主治医にNSTへのコンサルトの必要性を説明している．

　当院のNSTが腎疾患患者に関与することは日常的によくあるが，そのうち低たんぱく食をミキサーで流動形態にし，それを胃瘻（percutaneous endoscopic gastrostomy；PEG）から投与することで病態とADL（日常生活動作）の改善を認めた急性腎不全症例を紹介する．

当院におけるNSTが介入した腎疾患の症例

症例　76歳，男性
主　訴：低栄養

▶ 現病歴

　75歳時，腎動脈下腹部大動脈瘤にてグラフト置換術施行．このころより胸部下行大動脈瘤を認めており経過観察されていた．76歳時，その後，瘤は徐々に増大し，最大径6.5 cmとなったため当院胸部外科にて下行大動脈置換術が施行された．術後7病日目に中心静脈（CV）カテーテル敗血症によると思われる心肺停止をきたし，

表2　NST介入時の所見

身体所見
　身長171 cm，体重66.4 kg，BMI 22.7 kg/m^2，体温38.1℃，脈拍105/min，血圧128/50 mmHg，心音 清，呼吸 努力呼吸，腹部 平坦・軟，浮腫，褥瘡 なし，TSF 10 mm，AMC 26 cm，AMA 53 cm^2

検査所見
　検尿　蛋白（＋）糖（－），潜血（2＋），沈渣　正常
　血液生化学
　　TP 6.5 g/dl，Alb 1.9 g/dl，Glu 114 mg/dl，BUN 37.3 mg/dl，Cr 0.63 mg/dl，Na 150 mEq/l，Cl 114 mEq/l，K 4.3 mEq/l，Ca 8.6 mg/dl，iP 3.7 mg/dl，GOT 52 U/l，GPT 75 U/l，LDH 277 U/l，AlP 555 U/l，CRP 4.8 mg/dl
　血液学的検査
　　WBC 9,800/μl，RBC 298×10^4/μl，Hb 8.8 g/dl，Ht 30.8 %，MCV 101.7 fl，MCH 29.0 pg，MCHC 28.6 %，PLT 116×10^3/μl

ADL
　ベッド上安静，寝たきり，嚥下不能，経口摂取不能

TPN，経腸栄養（EN）
エネルギー 2,100 kcal，
たんぱく質 91 g
PEG 食
エネルギー 1,963 kcal，
たんぱく質 30.7 g
経口食
栄養補給
(mg/dl)
(mg/dl)
Cr
BUN
(g/dl)
Hb
Alb
Hb，Alb
介入時
14 日目
26 日目
37 日目
48 日目
56 日目
62 日目
76 日目
105 日目
133 日目

図 臨床経過

表 3 低たんぱく PEG 食の内容と栄養量

食品名	分量(g)
全　粥	1,600
キャベツ	150
にんじん	50
かぼちゃ	250
しそ油	30
ココア	8
塩	0.5
オリゴ糖	20
鶏ささみ	30

エネルギー	1,963 kcal
たんぱく質	30.7 g
脂質	59.1 g
炭水化物	325.9 g
食塩相当量	1.3 g
食物繊維	15.2 g
カリウム	2,013 mg
カルシウム	158 mg
リン	475 mg

その後肺炎，呼吸不全，感染性腸炎，急性腎不全などを併発し，栄養状態も低下を認めた．同年，栄養状態の改善を目的に NST 依頼となった．

NST 介入時所見：表 2

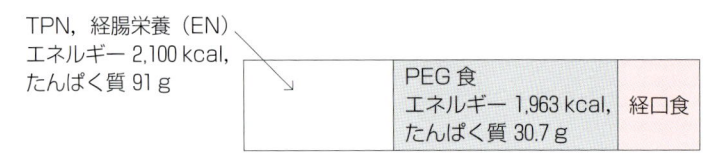

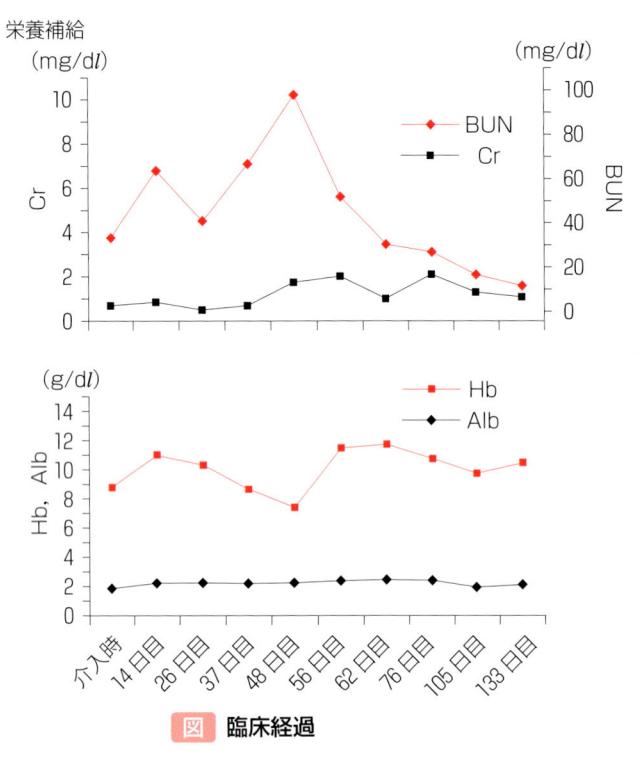

▶ 経 過（図）

NST介入時，カテーテル敗血症をきたしていたことからCVカテーテルの早期抜去を目的に経腸栄養を開始した．しかし，長期間消化管を使用していなかったことによる絨毛消失によると思われる下痢に難渋した．そこで整腸剤を併用し，少しずつ投与量を増加させることで下痢はある程度軽減した．しかし，クレアチニン（Cr）およびBUNが徐々に増加し，NST介入48日目には急性腎不全（Cr 2.03 mg/dl，BUN 102.6 mg/dl）に陥った．

そこで急性腎不全への対応とともに，通常食品の使用による下痢の軽減などを期待し，通常食品を組み合わせたたんぱく質30 gのミキサー食（低たんぱくPEG食と命名，内容は表3）を作り，これを胃瘻から投与すべくPEGを造設した．

初めは1/3量を投与し，経過を見ながら1/2量，全量と増量した．その結果，高窒素血症の著明な改善のほか，下痢の軽減とADLの改善を認めた．

NST介入後，約100日目には経口摂取が可能となったため胃瘻を閉鎖し，経口摂取に切り替えた．経口摂取の開始にあたっては，まず誤嚥が生じないかどうかをプリンなどの半固形食品を使って確認した．そして，流動食から三分粥食，五分粥食と順次食形態を通常食に近づけていった．五分粥食となったところでたんぱく質30 gの腎不全食とし，腎機能の観察も怠らなかった．経口摂取が開始となったことで患者自身に回復に対する意欲と自信が湧いてきたようで，少しずつ歩行訓練も開始され，NST介入後133日目にリハビリテーション目的で転院となった．

▶ 考 察

低たんぱくPEG食の投与により高窒素血症の改善など急性腎不全の病態は改善できたものと考える．下痢の軽減，ADLの向上については，低たんぱくPEG食の効果と判定するには客観的根拠に乏しいが，低たんぱくPEG食を胃瘻から投与する際，看護師が「これは新鮮な野菜やおいしいお粥から作ったものですよ」と声かけをすることで患者の表情が良くなり，また本人の闘病に対する意欲が湧いてきたとのことである．

いずれにせよ医師，管理栄養士，看護師，薬剤師，臨床検査技師のNSTにより，急性腎不全を伴う複雑な病態の患者を歩行可能な状態にまで改善させたということは評価に値すると思われる．

● おわりに

近年，慢性腎臓病（CKD）の概念が普及し，今後，慢性腎不全患者に対する食事療法の重要性がますます増加するものと思われる．透析患者についても同様である．また，外科系でも腎疾患を有する患者は多く，これに対してもきめこまかな栄養管理が重要である．これらの患者に的確に対応するため，慢性腎不全患者や透析患者には腎臓内科医と管理栄養士が中心となって対応し，外科系の患者で腎疾患を有するような場合にはNSTが対応するなど，臨機応変に活動できる

体制が重要であると考える．

文　献

1) Dudrick, S. J., Wilmore, D. W., Vars, H. M., et al.：Long-term total parenteral nutrition with growth, development and positive nitrogen balance. Surgery　1968；64：134-142
2) Colley, R.：Education of the hospital staff. Fischer, J. E.(ed.)：Total Parenteral Nutrition. 111-125, Little Brown and Company, Boston, 1976
3) Blackburn, G. L., Bistrian, B. R., Maini, B. S., et al.：Nutritional and metabolic assessment of the hospitalized patient. JPEN　1977；1：11-22
4) 東口髙志，阿久津哲雄：わが国におけるNSTの変遷．小児外科　2007；39：745-751
5) Hamaoui, E.：Assessing the nutrition support team. J. Parenter. Enteral. Nutr.　1987；11：412-421
6) Regenstein, M.：Nutritional support teams—alive, well, and still growing. Results of a 1991 A. S. P. E. N. survey. Nutr. Clin. Pract.　1992；7：296-301
7) 宮澤　靖：米国における栄養サポートチーム．臨床栄養　2001；99：201-207

（菅野　丈夫／鈴木　文／吉村吾志夫）

〔初出：臨牀透析　vol. 26　no. 3　2010〕

第5章 治療

③ 運動療法
Exercise therapy

▶ Key words　透析患者，運動療法，運動不足，体力低下，低栄養

● はじめに

　2009年末のわが国の透析患者の統計では，65歳以上が半数を占め，その半数が75歳以上の後期高齢者である．高齢者では週3回の通院は身体的に大きな負担になり，通院ができなくなったり寝たきりにならないようにしなければならない．透析患者は慢性の運動不足に陥りやすく，運動・栄養・休養のバランスが崩れて栄養素の摂取不足となり体力低下に及んでいく．透析患者のさまざまな合併症も運動不足が関連しており，運動療法を透析医療や日常生活に積極的に取り入れることが重要である．

● 透析患者の運動能力と体力 ― 運動不足は体力低下の原因になる

　透析患者の運動能力は，健常者に比べると半分以下であり，個人差も大きい．運動能力の低下は，長期の運動不足による下肢筋の廃用性萎縮が主因である[1]．
　多くの透析患者は運動不足と栄養素の摂取不足のため，栄養障害と体力低下が明らかである．

1．透析患者は慢性運動不足
　多くの透析患者は，その低い身体活動のライフスタイルが運動能力を低下させている．運動不足は，低栄養，動脈硬化，骨粗鬆症，循環機能障害，精神症状など透析患者にみられる合併症を促進し，さらに，筋力低下，関節拘縮，褥瘡，感染症，起立性低血圧，深部静脈血栓症，肺梗塞などの原因の一つになる．

2．透析患者の貧血の改善と運動能力
　エリスロポエチンの使用で貧血は明らかに改善され，日常生活で身体運動が楽にできるようになった．しかし，貧血の改善だけでは運動能力は改善されず，筋

肉を鍛えて運動能力を増加させなければならない．

●透析患者の筋肉量と筋肉の役割

1. 透析患者の筋肉量は著しく減少している

健常者でも筋肉量は40歳までにピーク時の約30〜40％低下する．透析患者は加齢による筋肉量減少に加えて，筋萎縮の程度はさらに強くなる[2]．

2. 筋肉の役割 ― 筋肉量の減少は種々の障害を起こす

筋肉は活動的な体づくりに必要なだけでなく，生きていくのに欠かせない種々の生理機能も発揮している．

1）筋肉は蛋白質とアミノ酸の貯蔵庫である

蛋白質は体重の約15％を占めており，その半分は筋肉中に存在している．さらに，蛋白質はおよそ20種類のアミノ酸から構成されているので，栄養学的にみれば筋肉は蛋白質とアミノ酸の貯蔵庫である．

2）筋肉は熱の産生と体温を調節する

熱の産生も筋肉の重要な働きである．人が健康的な状態を保つためには，体温はおよそ36.5℃に保たなければならない．体温がこれより低くなると代謝反応の速度は遅くなり，ついには代謝が止まってしまう．

3）筋肉は"第2の心臓"ともいわれる

筋肉は血管と血液が豊富であり，その重量のおよそ70％が水分で占められている．血管外の水分はおもに筋肉内にプールされ，とくに透析患者では水分は筋肉内に貯留する．透析中には，皮下組織の水分よりも血管内に容易に返っていき，透析で除去されやすい．筋肉が減少すると血管外の水分は皮下組織に浸透していき，透析中の血管内への返りが遅れ，血圧低下の原因となる．

4）体を活発に動かす源は筋肉である

立つ，歩く，走るといった移動動作は脚の筋肉が発揮する力を利用し，物を持ったり操作するのには腕の筋肉が使われる．そして骨格筋萎縮は関節や骨の負担を多くして，筋肉痛だけでなく関節痛や骨痛の原因にもなる．

3. 筋肉づくりをするためには

筋肉は過度に使えば肥大（活動性肥大）し，使わなければ萎縮（廃用性萎縮）する性質をもっている．トレーニングによって筋肉が肥大するのは，1本1本の筋線維が太くなることによる（**図1**）．筋肉中の蛋白質は絶えず分解されているので，食事によって毎日補給しないと筋肉中の蛋白質は減少して筋肉が細くなる．運動療法を行う透析患者では，体重1kg当り1.2g程度のたんぱく質の摂取が必要である．

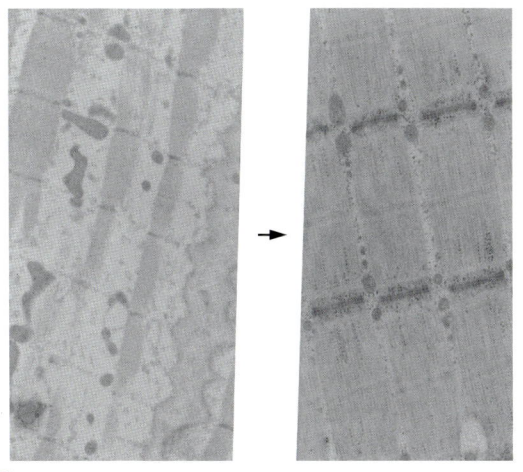

図1 透析患者の筋線維萎縮（左）と運動療法による改善（右）

●運動療法の有効性

1. 栄養障害（たんぱく質・エネルギー低栄養）──筋肉量を維持するために

慢性透析患者の20～40％は低栄養状態にある[3]．たんぱく質・エネルギー低栄養は透析患者にみられる重要な栄養障害の一つであり，活動力およびQOLの低下を起こすだけでなく，長期的には動脈硬化の進行や免疫低下をきたす．

1）臨床所見

透析期間が長くなるにつれて，男女ともBMI（body mass index）が低下し，10年以上の長期透析者では約65％が低栄養である．低栄養の透析患者では四肢の骨格筋萎縮がみられるようになり，筋蛋白量は減少し，透析期間が長くなるにつれて著しくなる．

2）運動療法の効果

運動不足，たんぱく質とエネルギーの摂取量不足，蛋白崩壊（異化亢進）がたんぱく質・エネルギー低栄養の発症に関与し，運動によって症状が改善される．したがって，たんぱく質・エネルギー低栄養の治療と予防には，適正量のたんぱく質量とエネルギーの摂取に加えて，体蛋白の蓄積を意図した筋肉運動を併用した運動・栄養療法が必須である．運動療法を継続していくと次第に運動能力は増加し，たんぱく質とエネルギーの摂取量が増加する．

2. 動脈硬化──脂肪代謝を活発にするために

透析患者の高脂血症および動脈硬化性疾患は，長期予後に関与する危険因子であり，社会復帰の障害因子にもなる．透析患者のライフスタイルに起因する動脈硬化促進因子のなかでも運動不足はとくに重要である．

1）臨床所見

運動能低下に伴い，低HDL（高比重リポ蛋白）コレステロール血症および高

中性脂肪血症を合併する危険度が増す．さらに，高血圧の合併頻度や運動後の過酸化脂肪量が増加する．

2）運動療法の効果

透析患者の場合，脂質やエネルギーの摂取量制限はむしろ栄養状態を悪化させ，食事療法だけでは治療が難しい．このため運動療法を併用し脂質代謝を改善させることが必要である．運動療法は中性脂肪を低下させ，HDL コレステロールを増加させ，LPL（リポ蛋白分解酵素）活性を高める効果がある．

3．骨粗鬆症 ── 骨を刺激するために

1）臨床所見

透析患者の慢性運動不足は，低栄養，カルシウム摂取不足，高齢などとともに骨粗鬆症の危険因子になる．橈骨や腰椎の骨塩量が低下し，運動能低下に伴い骨萎縮が増強する．

2）運動療法の効果

食事療法で低脂肪乳を飲んだり，カルシウム強化食品でカルシウムを1日200〜300 mg 余分に摂取したり，薬物としてカルシウムを補給する．しかし，骨量を維持ないしは増加させるためには，骨や筋肉を直接刺激する運動療法が欠かせない．運動療法は骨塩量を増加させる．とくに副甲状腺摘出術後の運動療法は骨塩量の改善に著しい効果を現す（図2）．

4．透析患者の機能性下肢末梢循環障害

透析患者では末梢動脈疾患の合併が多く，下肢閉塞性動脈硬化症が主病変である．喫煙，糖尿病，高脂血症，高血圧，肥満のほかに運動不足が危険因子である．当院では透析患者の運動療法とフットマッサージを積極的に施行してきた．

Fontaine 分類1および2度の症例で，血行再建術前での運動療法が ABI（ankle brachial pressure index）値や自覚症状に示す改善効果を検討した．経時

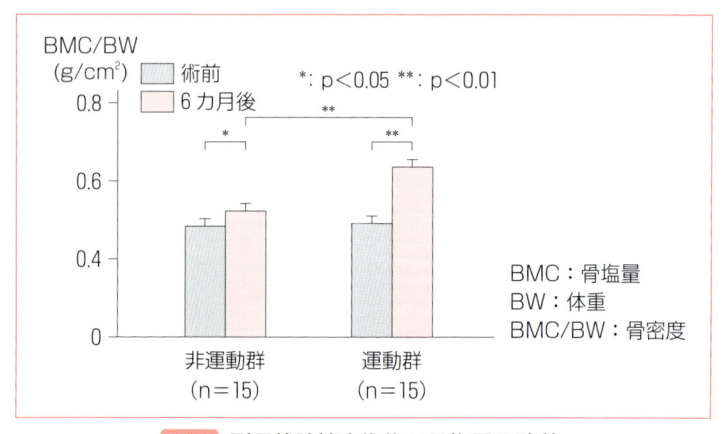

図2 副甲状腺摘出術後の骨塩量の改善

表1 運動負荷後 ABI（歩行運動負荷1週間）

	ABI値	
	負荷前	負荷後
1群（4例）	0.8 0.6 0.8 0.5	0.8 0.7 0.8 0.6
2群（6例）	0.8 0.8 0.8 0.7 0.7 0.7	0.9 0.9 0.9 0.9 0.8 0.9
3群（4例）	0.8 0.8 0.7 0.8	1.1 1 1 1.2

的にABI値を測定した81例中，0.9以下の症例14例を対象とした．歩行運動負荷を1週間施行し，ABIの改善の有無により3群に分類した（**表1**）．1群は4例で，ABIの改善が認められない，2群は6例で，改善を認めるが正常化しない，3群は4例で正常に改善された．1群では薬物療法が主体で運動療法とフットマッサージを適時行った．2群では薬物療法と運動療法を併用した．3群では運動療法とフットマッサージを積極的に行った．その結果，1群ではABI値も自覚症状も改善されなかった．2群ではABI値は3例が正常化し自覚症状は3例で改善された．3群ではABI値は正常化した（**表2**）．

5. リン値の体液浄化法の工夫 — 運動は体液循環を促進しリンの透析効率を向上させる

血液透析では，組織液からのリン除去効率は窒素化合物に比べて悪い．運動は体液循環を促進させるが，透析と運動の組み合わせがリンの体液浄化効率を向上させるかを検討した．組織液からのリン除去効率は，血清リン値の透析終了後レフィーリング（R）率と平衡到達時間で評価した．

運動療法群46例と非運動療法群52例，透析前運動負荷30例と非負荷30例で，リンの体液浄化効果を検討した．透析終了後リン値のR率および平衡到達時間の測定はリンの体液浄化効率の評価に有効であり（**図3**），運動は体液循環を促進させ，透析前の運動による体液循環の向上はリンの体液浄化に有効であった（**図4**）．

Vaithilingamら[4]は，維持血液透析患者12名を対象とし，運動なしを1週間，

表2 運動療法の効果

	年齢	性別	DM	透析歴（カ月）	自覚症状	ABI値 療法前	ABI値 療法後
1群（4例）	68	M	＋	82	しびれ	0.8	0.9
	76	M	＋	46	しびれ	0.6	0.6
	80	M	＋	62	冷感	0.8	1
	78	M	－	76	しびれ，間欠性跛行	0.5	0.6
2群（6例）	62	F	＋	42	なし	0.8	0.9
	68	M	－	36	なし	0.8	0.9
	76	F	－	40	なし	0.8	0.9
	74	F	－	30	しびれ	0.7	0.8
	78	M	＋	16	間欠性跛行	0.7	0.8
	81	M	－	19	冷感	0.7	0.9
3群（4例）	48	M	＋	38	なし	0.8	1.1
	52	M	－	40	なし	0.8	1.1
	77	F	－	14	しびれ	0.7	1
	68	M	－	18	間欠性跛行	0.8	1

DM：糖尿病

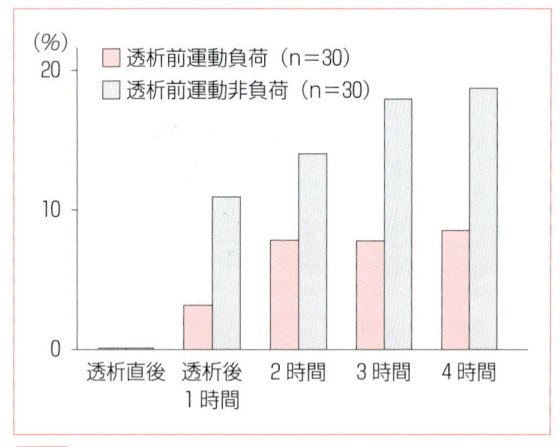

図3 リンの透析後レフィーリング率と平衡到達時間

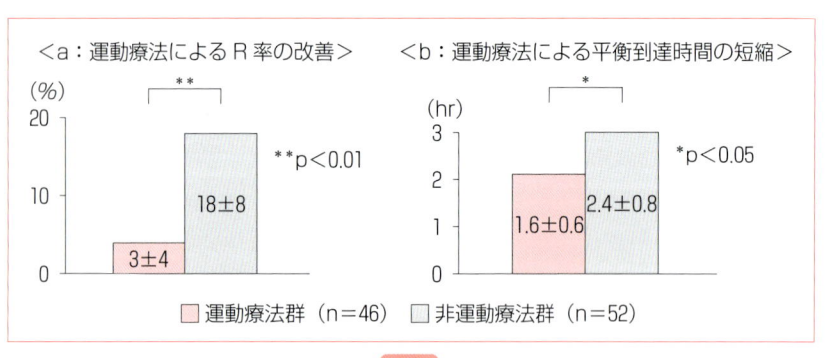

＜a：運動療法によるR率の改善＞　＜b：運動療法による平衡到達時間の短縮＞

$**p<0.01$　　$*p<0.05$

a: 運動療法群 3±4、非運動療法群 18±8
b: 運動療法群 1.6±0.6、非運動療法群 2.4±0.8

■運動療法群（n＝46）　□非運動療法群（n＝52）

図4

表3 ペダル漕ぎ運動は血液透析のリン除去量を増やす

	運動なし	透析前に運動	透析中に運動	P値
週当りのリン除去量（mg）	2,741±715	2,917±833	2,992±852	0.055
週初め透析のリン除去量（mg）	894±318	1,028±297	993±322	0.02
週当りの尿素除去量（mg）	52.8±14.8	53.7±16.4	56.0±17.0	0.45
血清リン濃度（mg/dl）	5.7±1.3	5.5±1.7	5.5±1.5	0.44
尿素除去率（%）	71.9±9.1	74.0±7.0	73.9±7.6	0.08
Kt/V_{urea}	1.3±0.2	1.3±0.3	1.3±0.3	0.79

　透析直前のペダル漕ぎ（平均47.2分，消費カロリー115.2 kcal，走行距離1.44マイル）を1週間，透析中のペダル漕ぎ（平均68.8分，消費カロリー148.8 kcal，走行距離1.82マイル）をそれぞれ1週間実施し，リン除去量を比較検討した．その結果，透析中の運動により有意に週初めの透析中のリン除去量が増加した（表3）．

● **おわりに**

　動物は動けなくなったら死につながる．そして食べられなくなっても死につながる．運動・栄養・休養のバランスがうまくとれて初めて健康的な日常生活が営めるのである．

　透析患者は透析導入時には腎臓だけが病気であった．腎臓以外の諸臓器，器官を腎臓の代わりにする努力，すなわち運動療法が必要ではないだろうか．単に安全で快適な透析を行うだけでなく，QOL向上のために運動療法を透析医療に積極的に組み込んでいかなければならないと考える．

文　献

1) 平野　宏：透析者のための運動・栄養療法ガイドブック―しっかり動いておいしく食べる，もっと元気な透析生活．2001，メディカ出版，大阪
2) 平野　宏：運動療法をどう進めるか．至適透析をめざして．1995，47-57，中外医学社，東京
3) 平野　宏：どこまでできる運動療法．透析患者の生活サポート―社会復帰のためのケア・アドバイス．1997，90-103，メディカ出版，大阪
4) Vaithilingam, I., Polkinghorne, K.R., Atkins, R.C., et al.：Time and exercise improve phosphate removal in hemodialysis patients. Am. J. Kindney Dis. 2004；43：85-89

（平野　宏）

〔初出：臨牀透析　vol. 26　no. 4　2010〕

和文索引

あ
アミノ酸輸液　138
アルブミン　74，102，125
亜鉛　51
安静時エネルギー代謝量　12

い
インスリン　140
インピーダンス　94
一価不飽和脂肪酸　25
胃瘻　163

う
運動不足　167
運動能力　116，167
運動療法　167

え
エネルギー
　　――の必要量　11
　　――平衡　11
　　推定――量　12
栄養アセスメント　63，127
栄養管理　82
　　――ガイドライン　140
　　――プログラム　82
　　――マニュアル　163
栄養サポートチーム　160
栄養指導評価　85
栄養障害　71，124
栄養スクリーニング　63，78，84
栄養不良　71
栄養補給　140
嚥下・摂食障害　131，153
嚥下造影検査　156
嚥下内視鏡検査　155
嚥下リハビリテーション　153
炎症性サイトカイン　110，114

か
カシオコア　72
カルシウム　40，49
カルニチン　56
外食・中食の摂り方　38
画像検査　93
活性型ビタミンD　40
肝機能　102
間欠的栄養補給　140
感染症　109
肝不全　131

き
基礎代謝量　13
機能性下肢末梢循環障害　170
機能性食品　149
機能的自立度評価法　119
吸収　130
急性期侵襲期　131
急性期の輸液　140
筋肉量　105，168

く
クレアチニン　105
クロム　52

け
経口たんぱく摂取量　18
経口窒素摂取量　19
経腸栄養法　129
血漿浸透圧　32
血中尿素窒素（BUN）　106
減塩のための調理方法　34
健康食品　148

こ
コバルト　52
コレステロール　107
口腔　154
高コレステロール血症　107

抗酸化物質　60
好中球数　112
誤嚥性肺炎　156
骨粗鬆症　170

さ
サイトカイン　124
　　炎症性――　110，114
サプリメント　149
採血時の体位　102
在宅栄養療法　142
細胞外液　34
　　――量　32
細胞内液　34

し
脂質　24
　　――代謝障害　27
脂肪
　　――代謝　169
　　――乳剤　140
　　――量　96
　　除――量　95，96
　　内臓――　93
　　皮下――　93
脂肪酸　24，28
　　多価不飽和――　25
　　飽和――　25
周術期　131
主観的包括的評価法（SGA）　63
循環血漿量　32
消化　130
消化態栄養剤　130
静脈栄養　137
上腕筋囲（AMC）　91
上腕筋面積（AMA）　91
上腕三頭筋皮下脂肪厚（TSF）　91
上腕周囲長（AC）　91
食塩
　　――換算方法　33
　　――摂取量　33，37

食形態　157
食事ガイドライン　41
食事摂取量　85
食事療法　85
食物繊維　59
　　水溶性——　59
　　不溶性——　59
腎機能改善外来　82
心胸比　36
心血管系死亡　107
腎性骨異栄養症（ROD）　41
身体活動レベル　12
身体測定法　89
腎不全リハビリテーション　122

す
推定エネルギー量　12
水分出納　35
水分摂取量　35
水溶性食物繊維　59

せ
セレン　53
生化学検査　101
成分栄養剤　130
生命予後　96
摂食障害　131

た
体格指数（BMI）　90
体脂肪量　95
体重　35
　　標準——　90
　　理想——比（％IBW）　90
唾液飲みテスト　154
多価不飽和脂肪酸　25
単球数　112
蛋白異化　138
　　——率（nPCR）　20，42，107
たんぱく質　17
　　——摂取制限　87
　　——摂取量　18，102
たんぱく質エネルギー栄養障害（PEM）　63，71，145

蛋白同化　138

ち
中心静脈栄養　137
貯蔵鉄　50

つ
ツベルクリン反応　111

て
低アルブミン血症　74
適正体重　35
鉄　51
　　——代謝　105
　　貯蔵——　50

と
ドライウエイト　35
トランスサイレチン　103
トランスフェリン　105
銅　51
透析食　145
糖尿病　131，140
動脈硬化　169
特殊食品　147

な
ナトリウム　32
内臓脂肪　93
中食　38

に
二次性副甲状腺機能亢進症　40
日常生活動作　117
日本人の新身体計測基準　89
尿素窒素（UN）　18，75

の
濃厚栄養流動食食品　147

は
％クレアチニン産生速度（％CGR）　105
バーセル・インデックス　118

白血球数　111
半消化態栄養剤　130
反復唾液飲みテスト　154

ひ
ビタミン　46
　　——A　47
　　——B_1　49
　　——B_2　50
　　——B_6　50
　　——B_{12}　50
　　——C　50
　　——D　49
　　——E　49
　　——K　49
ピリドキサールリン酸　50
皮下脂肪　93
必要栄養量の算定　132
皮内テスト　111
皮膚遅延型過敏テスト　111
標準体重（IBW）　90
標準蛋白異化率（nPCR）　20，42，107
微量元素　51

ふ
プレアルブミン　103
副甲状腺ホルモン（PTH）　40
腹膜透析　141
不溶性食物繊維　59

ほ
ホモシステイン　57
　　——代謝　50
飽和脂肪酸　25
補助食　147
補体　111

ま
マグネシウム　132
マラスムス　72，73
マンガン　51
末梢循環障害　170
慢性運動不足　167

175

慢性腎臓病-骨・ミネラル代謝異常（CKD-MBD） 41
慢性腎不全 87
慢性閉塞性肺疾患 131

み
水飲みテスト 154

め
メタボリックシンドローム 90
免疫機能 109
免疫グロブリン 111
免疫低下 131

や
薬剤師 162

ゆ
輸液 137
　アミノ酸―― 138
　急性期の―― 140

よ
葉酸 50, 58

り
リハビリテーション

嚥下―― 153
腎不全―― 122
リポ蛋白 26
　――代謝 27
リン 40
　――吸着薬 132
　――摂取量 42
　――の透析効率 171
リンパ球数 112
理想体重比（％IBW） 90
臨床検査技師 162

わ
ワルファリンカリウム 49

●欧文索引●

A
AC（mid arm circumference） 91
ADL（activities of daily living） 117
　――評価法 118
Alb（albumin） 74, 102, 125
AMA（mid arm muscle area） 91
AMC（mid arm muscle circumference） 91

B
BI（barthel index） 118
BIA（bioelectrical impedance analysis）法 93, 94
BMI（body mass index） 90

C
CD4陽性T細胞 109
CKD-MBD（chronic kidney disease-mineral and bone disorders） 41
CRP（C-reactive protein） 74, 113, 125

CT（computed tomography）法 93

D
DW（dry weight） 35
　――の決め方 35
DXA（dual energy X-ray absorptiometry）法 93

E
EN（enteral nutrition） 129

F
FIM（Functional Independence Measure） 119

G
GNRI（Generic Nutritional Risk Index） 68, 79

I
IBW（ideal body weight） 90
IDPN（intradialytic parenteral nutrition） 137

IPAA（intraperitoneal amino acid） 141

J
JARD2001（Japanese Anthropometric Reference Data） 89

K
K/DOQIガイドライン 84
kwashiorkor 72

M
marasmus 72, 73
MIA（malnutrition-inflammation-atherosclerosis）症候群 124
MIS（Malnutrition-Inflammation Score） 66

N
nPCR（normalized protein catabolic rate） 20, 42, 107
NST（nutrition support team） 160
NUN（non-urea nitrogen） 19

P

PEG(percutaneous endoscopic gastrostomy) 163
PEM(protein energy malnutrition) 63, 71, 145
PEW(protein-energy wasting) 63, 71, 76, 114

Q

QOL(quality of life) 121

R

rapid turnover protein 75
ROD(renal osteodystrophy) 41

S

SF-36(MOS Short Form 36-Item Health Survey) 121
SGA(Subjective Global Assessment) 63

T

Tリンパ球 109
TAC-BUN(time averaged concentration of BUN) 107
TPN(total parenteral nutrition) 137
TSF(triceps skinfold) 91

U

UN(urea nitrogen) 18, 75

腎不全医療における 栄養管理の基礎知識

2011年6月10日 第1版1刷発行

編　集	加藤　明彦，市川　和子
企　画	臨牀透析編集委員会
発行者	増永　和也
発行所	株式会社 日本メディカルセンター
	東京都千代田区神田神保町1-64（神保町協和ビル）
	〒101-0051　TEL 03（3291）3901（代）
印刷所	シナノ印刷株式会社

ISBN978-4-88875-238-1

ⓒ2011　乱丁・落丁は，お取り替えいたします．

本書に掲載された著作物の複写・転載およびデータベースへの取り込みに関する許諾権は（株）日本メディカルセンターが保有しています．

JCOPY <(社)出版者著作権管理機構　委託出版物>

本書の無断複写は著作権法上での例外を除き禁じられています．複写される場合は，そのつど事前に，(社)出版者著作権管理機構（電話 03-3513-6969, FAX 03-3513-6979, e-mail：info@jcopy.or.jp）の許諾を得てください．